航天科工出版基金资助出版

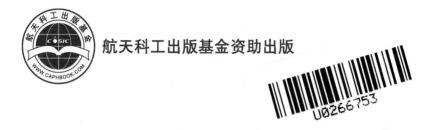

冠状动脉异常——基础与临床

张 萌 主编

科学出版社
北 京

内 容 简 介

本书聚焦于对冠状动脉异常这一心血管畸形的讨论,涵盖了冠状动脉的正常解剖基础、胚胎时期冠状动脉的发育以及临床研究所见的冠状动脉异常等关键信息;重点讨论了冠状动脉异常的临床相关性和预后。全书分为基础篇和临床篇,深度诠释了冠状动脉异常的病理生理机制及其与临床真实世界的联系。

本书可供心血管领域基础研究人员及临床从业人员参考学习。

图书在版编目 (CIP) 数据

冠状动脉异常：基础与临床 / 张萌主编. -- 北京 ：
科学出版社, 2025. 1. -- ISBN 978-7-03-080109-8

Ⅰ. R543.3

中国国家版本馆 CIP 数据核字第 2024AH0653 号

责任编辑：闵　捷 / 责任校对：谭宏宇
责任印制：黄晓鸣 / 封面设计：殷　靓

科学出版社 出版

北京东黄城根北街 16 号
邮政编码：100717
http://www.sciencep.com

南京展望文化发展有限公司排版
上海锦佳印刷有限公司印刷
科学出版社发行　各地新华书店经销

*

2025 年 1 月第 一 版　开本：B5(720×1000)
2025 年 1 月第一次印刷　印张：10 1/4
字数：200 000

定价：**100.00** 元

(如有印装质量问题,我社负责调换)

《冠状动脉异常——基础与临床》

编 委 会

主　编　张　萌

主　审　李建平

编　委（按姓氏笔画排序）

<table>
<tr><td>王　楠</td><td>王新刚</td><td>刘鸿宇</td></tr>
<tr><td>李　娜</td><td>李竹君</td><td>杨元展</td></tr>
<tr><td>张　萌</td><td>郑　博</td><td>胡旖旎</td></tr>
<tr><td>俞　悦</td><td>高　扬</td><td>崔　斌</td></tr>
<tr><td>梁长在</td><td></td><td></td></tr>
</table>

序

　　医学的每一个细微发现都如同璀璨星辰，点亮了人们对人类健康的认知之路。当医学界发现并深入探究冠状动脉异常这一现象时，我们仿佛窥见了生命之河中隐藏的一个独特分支。《冠状动脉异常——基础与临床》正是为了系统阐述这一医学现象，为医疗工作者和广大读者提供一份宝贵的参考资料。

　　冠状动脉异常，作为一种心血管系统的疾病，其复杂性和多样性给医学研究和临床治疗带来了诸多挑战。《冠状动脉异常——基础与临床》旨在全面介绍冠状动脉异常的基本概念、分类、发病机制、临床表现、诊断方法及治疗策略，力求为读者呈现一个清晰、全面的知识体系。

　　在编写过程中，该书编写团队参考了大量国内外最新的医学文献和研究成果，力求确保书中内容的准确性和前沿性。同时，结合临床实践，该书对冠状动脉异常的诊断和治疗进行了深入探讨，以期为临床医生提供有价值的参考和指导。

　　首先，该书介绍了冠状动脉的解剖及胚胎时期冠状动脉的发育等基础知识。其次，介绍了冠状动脉异常的基本概念和分类，使读者对其有一个整体的认识。再次，详细阐述了冠状动脉异常的发病机制，包括遗传因素、环境因素、生活方式等多个方面，帮助读者深入了解其背后的科学原理。在临床表现和诊断方法部分，该书详细介绍了各种类型冠状动脉异常的临床特点及诊断技术，包括心电图、超声心动图、冠状动脉造影等，使读者能够掌握其诊断和鉴别诊断的要点。最后，在治疗策略部分，该书详细介绍了冠状动脉异常的治疗方法，包括药物治疗、介入治疗、手术治疗等，并结合具体病例进行了深入讨论，旨在为临床医生提供实用的治疗建议。

　　我们希望通过该书的出版，让更多的人了解冠状动脉异常这一疾病，促进心血管疾病的预防和治疗，提高公众的健康意识。同时，我们也希望该书能够成为医疗工作者的重要参考资料，为他们的临床工作提供有益的帮助。

　　最后，感谢所有为该书付出辛勤努力的专家和学者，他们的贡献使该书得以顺利完成。同时，感谢广大读者的关注和支持，希望该书能够为您带来帮助和启发。在未来的医学研究和临床实践中，让我们一起努力，为人类的健康事业贡献自己的力量。

李建平

北京大学第一医院

2024 年 9 月

前言

  冠状动脉，这一精细而复杂的血管网络，扮演着向心肌细胞精准输送富含氧气与营养物质血液的关键角色，它不仅是心脏活动的直接支撑者，也是全身动脉系统中不可或缺的重要组成部分，其健康状态直接影响着整个心血管系统的稳定运行。对于深耕于心脏医学领域的心脏专科医生而言，冠状动脉的解剖结构——包括精细的分支布局、微妙曲折的走行路径，以及精确划定的供血区域等，都是经过长期学习与实践且已深深烙印在脑海中的基础知识，是他们诊断与治疗心脏疾病的重要基石。

  在冠状动脉的广阔领域中，除了那些相对常见且被广泛认知的异常，如冠状动脉开口的位置偏移和冠状动脉瘘等，还隐藏着众多罕见且复杂的异常结构。这些异常往往因发生频率较低，大多数心脏专科医生在实际临床工作中鲜有机会接触，有的甚至只在医学文献中略有耳闻，缺乏直观的认识和经验积累。尽管如此，这些不为人熟知的冠状动脉异常，却有可能对心脏的功能造成严重干扰，甚至波及全身，引发一系列严重的健康问题。

  鉴于此，本书独辟蹊径，从冠状动脉在胚胎时期发育的源头出发，深入浅出地剖析了绝大多数冠状动脉异常的形成机制、形态特征及其潜在的生理病理影响。同时，本书还详尽介绍了针对部分冠状动脉异常的有效治疗方法。这不仅为心脏专科医生提供了一份宝贵的资料，帮助他们构建起关于冠状动脉异常全面而深入的知识体系，也为其他相关领域的专科医生开启了一扇窗，使他们能够借此机会，更加深入地理解冠状动脉从孕育到成熟的整个生命历程，以及在这一过程中可能出现的各种异常类型的多样性和复杂性。通过阅读本书，医疗工作者们将能更好地识别、评估并处理冠状动脉异常，从而为患者提供更加精准、有效的医疗服务。

  最后，谨向本书编委表示由衷的感谢，你们辛苦了。尤其要感谢我的恩师北京大学第一医院李建平教授，由于李教授的悉心指导和无私奉献，本书才得以顺利出版。

主编

2024 年 9 月

目录

第一部分

基础篇

第1章
冠状动脉解剖

正常的冠状动脉解剖是基础,充分掌握冠状动脉的正常解剖结构,才能更好地理解冠状动脉的异常。冠状动脉包括三个节段。

(1) 心外膜下冠状动脉:血管内径 0.5 ~5 mm,主要功能是负责血流传导。

(2) 前小动脉:血管内径为 0.1 ~0.5 mm,主要功能是当心外膜冠状动脉灌注压或血流量发生改变时,通过前小动脉的舒缩稳定冠状小动脉的压力,其中近端前小动脉对血管压力变化敏感而远端前小动脉对血流量变化敏感。

(3) 小动脉:血管内径<0.1 mm,主要功能是根据心肌代谢的需求调节血管张力和血流量。前小动脉和小动脉构成了冠状动脉微血管。而我们本章所说的冠状动脉,指的是直径大于 0.5 mm 的冠状动脉。

1.1 右冠状动脉

右冠状动脉(right coronary artery, RCA)开口于升主动脉右前方的右窦内(约占94%),约有6%开口于窦外,将右窦纵向三等分后,约有90%开口于中 1/3 部分。其开口直径范围在 0.2~0.7 cm,多在 0.41~0.50 cm。右冠状动脉开口距窦底的距离为 8~26 mm,其中65.2%为 12~16 mm。

右冠状动脉发出后走行于右房室沟内,在肺动脉起始部与右心耳之间向下走行,被较多脂肪组织包裹,沿心脏右缘(锐缘)到达心脏膈面,在后室间沟与房室沟交叉点(后十字交叉)附近分支为后降支与左室后支(约88.12%),少数在心脏膈面到达后十字交叉前终止(约7.24%),极少数终止于膈面(约2.57%)或锐缘部(约2.07%),见图 1 - 1、图 1 - 2。

右冠状动脉的重要分支包括:

1. 动脉圆锥支(branch of arterial conus)

动脉圆锥支可起源于右冠状动脉、左冠状动脉,分别称为右圆锥支、左圆锥支,也可双侧同时存在。右圆锥支为右冠状动脉向右室壁发出的第一分支,分布于右

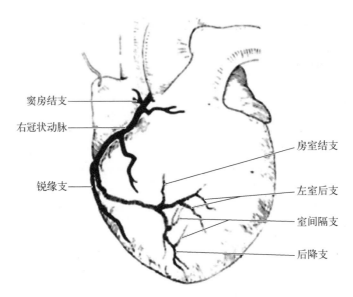

窦房结支

右冠状动脉

锐缘支

房室结支

左室后支

室间隔支

后降支

图 1-1 右冠状动脉(左前斜位)

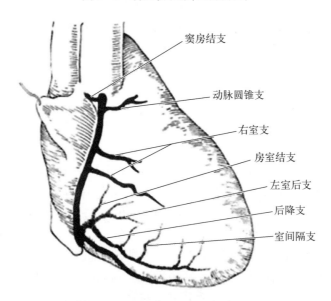

窦房结支

动脉圆锥支

右室支

房室结支

左室后支

后降支

室间隔支

图 1-2 右冠状动脉(右前斜位)

室肺动脉圆锥部前方,有时可与左圆锥支形成 Vieussens 环,共同分布于肺动脉圆锥及右心室前壁。左冠状或右冠状动脉狭窄或闭塞时,此环是重要侧支循环之一。多为单支,且分布较恒定。右圆锥支可单开口于右窦内(详见后述)。

2. 右房动脉(right atrial artery)

右冠状动脉向后发出的右房动脉都很细小,其中相对恒定的一支是右房前支

(anterior branch of right atrium)。右房前支是右冠状动脉近端发出的重要分支,它发出分支供应右房前壁和右心耳,亦可延伸至上腔静脉开口处供应窦房结,故又称窦房结动脉(sinoatrial node artery)或窦房结支,通常也是右心房动脉最大的一支。此外,还有起源于锐缘部和心脏膈面的右冠状动脉心房分支,分别称为右房中间支(intermedian branch of right atrium)和右房后支(posterior branch of right atrium),供应右心房侧壁和后壁。

3. 右室前支(anterior branch of right ventricular)

右室前支,又称为右室支,从右冠状动脉主干呈直角向前发出,主要分布在右心室的胸肋面,分支数目为 1~7 支,多数为 2~4 支。通常,分支数目多时血管直径较细,分支数目少时血管直径较粗。另外,在膈面右冠状动脉向右室发出的分支通常较少、较细,主要分布在后十字交叉附近。

4. 锐缘支(acute marginal branch, AM)

锐缘支是右冠状动脉走行至右心室锐缘附近发出的沿着或平行于心脏下缘行走的分支,较粗大,一支多见,两支及以上者少见,有时缺如。它也是冠状动脉造影辨认分支的一个标志。

5. 后降支(posterior descending branch, PD)

后降支多起自右冠状动脉,为右冠状动脉走至后十字交叉时发出的一较大分支,沿后室间沟下行,故也称为后室间支,是右冠状动脉的延续,长短及数目不一,多终止于后室间沟的中、下 1/3 段,少数终止于心尖部,甚至绕过心尖终止于前室间沟的下 1/3 处。后降支的分支可与左前降支的末梢分支吻合,分布于左、右心室后壁和室间隔的后下 1/3 处。由后降支发出的后间隔支(posterior septal branch)通常较前降支发出的前间隔支细小。

6. 左室后支(posterior branch of left ventricular, PL)

右冠状动脉在后十字交叉附近分支后,继续沿房室沟走行的一支动脉称左室后支,其长短不一,最长者可达心脏左缘,沿途分支分布于左心室后壁的一部分或全部及左心房的一部分。房室结动脉(artery of atrioventricular node)或称房室结支,即由左室后支在分出后不久垂直向上发出的细小分支。左室后支的发育情况是判断左、右及均衡冠状动脉优势型心脏的主要依据。

1.2　左冠状动脉

左冠状动脉(left coronary artery, LCA)开口于升主动脉左后方的左窦内者占92%,另有 8% 开口于窦外。将左窦纵向三等分后,约 88% 左冠状动脉开口于中后1/3 部分,其开口呈横位的椭圆形,位置略高于右冠状动脉开口(高 2~4 mm),开口直径多为 0.41~0.5 cm(平均 0.48 cm),可波动在 0.2~0.75 cm。左冠状动脉开口与窦底距离在 8~26 mm,其中 68.5% 为 14~18 mm。

左冠状动脉供应左心室、左心房、右心室前壁及室间隔前 2/3~3/4 的心肌,见图 1-3、图 1-4。

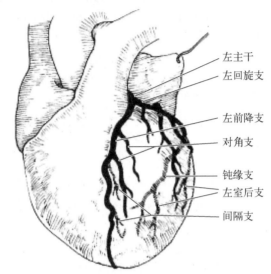

左主干
左回旋支
左前降支
对角支
钝缘支
左室后支
间隔支

图 1-3　左冠状动脉(左前斜位)

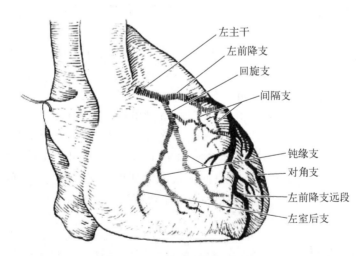

左主干
左前降支
回旋支
间隔支
钝缘支
对角支
左前降支远段
左室后支

图 1-4　左冠状动脉(右前斜位)

1. 冠状动脉左主干(left main coronary artery)

左冠状动脉发出后至分支前的一段为左主干,其长度变异较大,在数毫米至数厘米之间(0.2~4 cm),多为 0.6~1.0 cm,超过 4 cm 者与无冠状动脉左主干者均少见。冠状动脉左主干的长度与左冠状动脉开口直径及冠状动脉左主干直径大小无关。冠状动脉左主干的直径一般较右冠状动脉直径稍粗，走行于左心耳与肺动脉主干起始部之间，初始向左，在分支前转向心室方向走行。冠状动脉左主干的前方是肺动脉主干，后方是左心房的前壁，左上方是左心耳，下方是左纤维三角（left fibrous triangle）及二尖瓣环的前内侧部分。

冠状动脉左主干行至前室间沟时，通常分为左前降支和左回旋支，也有少部分人在两者之间发出中间支（ramus medianus，RM）。前降支与回旋支之间有一定的夹角，最常见呈直角分开，约占 49.7%，夹角最小约为 40°，最大可达 150°。

2. 左前降支（left anterior descending branch，LAD）

左前降支通常是左主干的直接延续，从左主干发出后绕行肺动脉圆锥的左缘，进入前室间沟，沿前室间沟走行，因此也被称为前室间支。此分支绕过心尖，终止于心脏的膈面，其中大部分终止于后室间沟的下 1/3（约占 60%），一部分终止于心尖部或之前（约占 30%），少部分终止于后室间沟中 1/3（约占 10%），亦有部分与右冠状动脉的后降支相吻合。左前降支的起始部通常被左心耳覆盖，随后走行于心脏表面心外膜下，偶有走行于心肌下的部分（心肌桥压迫的壁冠状动脉），但在心尖部，左前降支无一例外均走行于心脏表面。左前降支通常供应部分左心室以及室间隔前 2/3 的血液，其分支分别向 3 个方向发出：向左侧发出的对角支（也称左室前支）、向后方发出的前间隔支、向右侧发出的右室前支。

1）对角支（diagonal branch，D）：是左前降支以锐角形式向左侧发出的较大动脉分支，分布于左心室游离壁的前外侧，多数成人有 3~5 个对角支（占 80%），最多时达 9 支，直径粗细不等，完全没有对角支者很少见。由近及远从左前降支主干发出的对角支依次称为第一对角支、第二对角支、第三对角支……（D1、D2、D3……），通常越靠近左前降支近端者越粗大，长度也越长。有部分人群从左前降支近段发出的第一对角支或第二对角支特别粗大，直径几乎与发出分支后的左前降支直径相当，此时该对角支会与左前降支伴行，有时可比左前降支主支走行更长，直达钝缘或心尖附近，沿途发出细小分支为相应的左心室壁供血。

2）前间隔支（anterior septal branch，S）：多发自左前降支，偶起源于左主干，呈直角向后方进入室间隔的肌性部分，多分布于室间隔的前 2/3 部分，前间隔支的数目、大小、长短的个体差异较大，数量比对角支多，有 8~22 支，以 12~17 支多见，直径多比对角支小。按其在左前降支由近及远发出的先后顺序称为第一间隔支、第二间隔支、第三间隔支……（S1、S2、S3……）。第一间隔支或第二间隔支通常较粗大，长度也较其他间隔支更长。

3）右室前支（right anterior ventricular branch）：是左前降支向右侧发出的、为右心室前壁（右心室胸肋面）心肌供血的数个较小的动脉分支，可分为上右室前支与下右室前支，最多可达 6 支，第一右室前支分布于肺动脉圆锥处，亦称左圆锥支

（详见后述）。右室前支直径较对角支明显小，偶有直径较大的右室前支开口于左前降支的上、中 1/3 处，跨过右心室胸肋面远达右心室前乳头肌水平甚至直接分布于右心室的前乳头肌上。

4）左圆锥支（left conus artery）：为左前降支在肺动脉瓣水平向右心室胸肋面发出的一个小分支，分布于肺动脉圆锥和右心室前壁，亦称右室前支。此支常与右冠状动脉近段发出的右圆锥支（right conus artery）相吻合形成 Vieussens 环（见前述）。右冠状动脉优势明显时，左圆锥支较细小或缺如。

3. 左回旋支（left circumflex artery，LCx）

左回旋支绝大部分起源自左主干，与左前降支几乎呈直角发出，并沿左房室沟先向左然后从前绕向后走行，终止于心脏的膈面。左回旋支主要供应左心房壁、左心室外侧壁、左心室前后壁的一部分。左回旋支在房室沟内的长度，分布到左室后壁、侧壁的血管直径与数目均有较大个体差异。主要分支有钝缘支、左室前支、左房支、左室后支和 Kugel 动脉。除钝缘支外，其余分支均可有可无。

1）钝缘支（obtuse marginal branch，OM）：由回旋支的近端发出，沿着心脏钝缘向下行至心尖，分布于钝缘及相邻的左心室壁（左心室侧、后壁）。该支比较恒定，且较发达，可有 1~3 支，是冠状动脉造影辨认分支的标志之一。

2）左室前支（left anterior ventricular branch）：由左回旋支的起始端发出，分布于左室前壁的上部，多为 1~3 支，一般较细小，而起始于左回旋支近端且向左下方并达到钝缘的分支较粗大。

3）左房支（left auticular branch）：通常包括左房前支、左房中间支、左房后支。左房前支开口于左回旋支的起始端，向后发出，供应左心房，分布于左心房前壁和心耳部。约有 40% 的左房前支供应窦房结，此时特称窦房结支（branch of sinuatrial node）。左房中间支在钝缘支开口附近发出者较为常见。左房后支（左房旋支）平行于左回旋支绕行左心房侧壁。这些心房动脉都可以经前或经肩跨过心脏中线，到达上腔静脉与右心房的结合部。其中若有一支供应窦房结，则称窦房结动脉（artery of sinoatrial node），且该支为最大的心房支。

4）左室后支：为左回旋支在膈面的终末部分之一，可多达 6 支，亦可缺如，主要取决于冠状动脉的优势情况，房室结动脉起于此支。

5）Kugel 动脉：亦称房间隔前支（anterior branch of interatrial septum）或心耳大吻合动脉，此动脉出现率较高，约占 92.03%，其中的 63.64% 起自右冠状动脉，24.45% 起自左回旋支，同时发生者占 3.94%。Kugel 动脉平均外径为 1.2 mm。其可为左房前支，亦可为窦房结动脉的分支。Kugel 动脉在左回旋支近端 1~2 mm 处发出，在主动脉根部后方走行，沿心房前壁到达房间沟下部，穿入房间隔内。此后约有 66% 的 Kugel 动脉穿过房间隔到达后十字交叉附近，24% 的 Kugel 动脉穿过房间隔与右窦房结动脉吻合,8% 在左房壁分支呈扇形分布。Kugel 动脉是重要的侧支循环,见图 1-5。

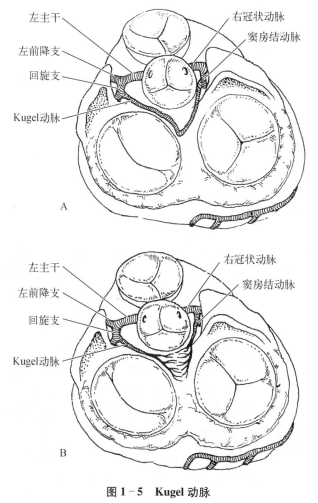

左主干
左前降支
回旋支

右冠状动脉
窦房结动脉

Kugel动脉

A

左主干
左前降支
回旋支

右冠状动脉
窦房结动脉

Kugel动脉

B

图 1-5 Kugel 动脉

A. Kugel 动脉与窦房结动脉吻合;B. Kugel 动脉呈扇形分布于房间隔

1.3 冠状动脉优势型

冠状动脉优势型是指在右冠状动脉和左冠状动脉的回旋支中,哪一支血管在后十字交叉发出后降支,即为哪一侧的优势型。也有学者认为,除了后降支以外,还应参考左心室后壁心肌由哪一支冠状动脉供血,即用右冠状动脉优势型(又称右冠优势型、右优势型）、左冠状动脉优势型（又称左冠优势型、左优势型）来分别表示由右冠状动脉、左冠状动脉回旋支供应室间隔膈面部分和左室壁的隔面部分。室间隔的隔面部分是由后降支供应的，同时左心室的其余隔面是由一个或多个左室后支供应血。

1. 右冠状动脉优势型

右冠状动脉走行于右房室沟并到达后十字交叉处，在后十字交叉或其附近分出后降支后向左心室隔面走行，发出一个或多个左室后支后终止，见图 1 - 6A。

2. 左冠状动脉优势型

左冠状动脉优势型即左回旋支优势，左回旋支粗大，除发出钝缘支外，还到达甚至越过后十字交叉，沿途发出左室后支和后降支，而右冠状动脉细小，未到达后十字交叉即终止，见图 1 - 6B。

3. 冠状动脉均衡型

冠状动脉均衡型即右冠状动脉到达后十字交叉后折向后室间沟，转为后降支及其终端分支；同时，回旋支远端也较粗大，接近后十字交叉，沿途发出左室后支，甚至远端亦成为左室后支之一，见图 1 - 6C。亦有左室后支及后降支均由左右冠状动脉双重发出者。

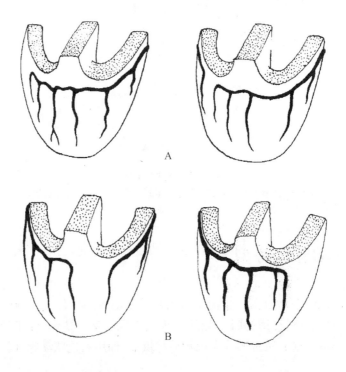

A

B

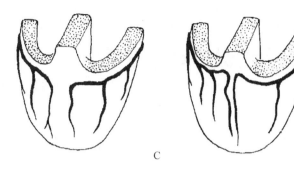

图 1-6　冠状动脉优势型示意图(心脏膈面观)

A. 右冠状动脉优势型　B. 左冠状动脉优势型　C. 冠状动脉均衡型

在我国,有研究统计,右冠状动脉优势者占 86%,左冠状动脉优势者占 4.5%,冠状动脉均衡型者占 9.5%,男女性别间冠状动脉分布优势型比例无显著差别。

第 2 章
胚胎时期冠状动脉的发育

冠状动脉是如何发育的,这是一个对于人类健康和疾病具有重要意义的基础生物学问题。冠状动脉及冠状动脉干连接到胚胎封闭的血管系统,是胚胎持续生长和存活的基础。随着心脏发育生长和腔室壁增厚,氧气和营养物质的被动扩散被重构扩大形成的成熟冠状动脉系统血管丛所替代。尽管心脏血管发育这一课题已经相对密集地被研究了一个多世纪,关于冠状动脉的细胞起源和组织来源问题仍在不断地争论。明确冠状动脉起源及发育过程,将为先天性心脏病和成年心血管疾病冠状动脉血管损伤修复和再生提供重要信息。目前认为,前体心外膜结构(pro-epicardial organ,PEO)、心外膜、静脉窦(sinus venosus,SV)和心内膜为冠状动脉内皮潜在的细胞来源。

冠状动脉在胚胎时期的发育是一个复杂的过程,并对出生后的心脏结构和功能起着核心作用。冠状血管系统在胚胎时期的发育可以分为 4 个阶段:① 干细胞起源并形成冠状血管系统;② 原始冠状血管的出现,其生长发育过程以及冠状静脉循环的生发;③ 原始冠状动脉与主动脉相连接;④ 基本冠状动脉分布模式及其与心脏解剖关系的建立。

需要说明的是,许多学者在研究冠状动脉解剖及其在胚胎时期的发育时选用哺乳动物或鸟类胚胎(鸡、鹌鹑及嵌合体胚胎),这是因为通过对多种不同动物心脏的解剖观察,发现鸟类和哺乳动物包括人类的心脏是相似的:完整的房间隔将心房一分为二,分别通过各自的房室孔与相应的心室相连;完整的室间隔也将心室分隔出两个各自独立的心室,每个心室都有 3 个区域:① 具有房室瓣装置的流入道;② 具有小梁的心尖区;③ 流出道,或称动脉下段。此外,鸟类的心室壁厚而致密,主动脉从左心室发出,肺动脉从右心室发出,肺静脉回流到左心房,这些都与人类的心脏解剖相似。鸟类和哺乳动物心脏的主要区别有两点:① 静脉窦的位置,鸟类的静脉窦连接右心房,但不参与构成右心房;而哺乳动物的静脉窦则构成了右心房的背侧壁;② 鸟类的主动脉弓位于气管的右侧,而哺乳动物的主动脉弓则位于气管的左侧。

对鸟类、哺乳类动物的基本冠状动脉分布模式的研究要求对主动脉的胚胎学构造进行简要探讨。每一条大动脉的特定解剖学特征部分取决于主动脉弓的胚胎发育和心脏的动脉干或称动脉极的分隔作用。动脉干是一个管状的胚胎结构,构成降主动脉和主要肺动脉干的管壁。动脉干的头侧界限是与第四主动脉弓和第六主动脉弓的连接处,足侧界限则为与动脉圆锥的连接处。动脉圆锥生发出两个心室的流出道,动脉圆锥未来会形成心肌。

迁移的心神经嵴细胞生发出主-肺动脉隔,将动脉干分隔为主动脉和肺动脉干。最开始共有 6 对(右-左)主动脉弓,但是在胚胎发育末期,只剩下 2 对(第四主动脉弓和第六主动脉弓)连接到动脉干的头侧端。鸟类的主动脉干连接右侧动脉弓,而在哺乳动物体内主动脉则连接左侧动脉弓(位于气管左侧)。

在除了鹿之外的所有哺乳动物中,近端冠状动脉解剖特征取决于对侧主动脉窦内、毗邻肺动脉瓣的开口。前降支动脉和走行于左侧房室沟的动脉通常起源于一条共同主干(简称"共干"),即左冠状动脉主干(简称"左主干")。前室间支(通常走行在心外膜下)仅在供应大部分间隔循环时才会发育良好。当一条较大的间隔共干从前室间支近端发出后(或从主动脉或右冠状动脉发出后),远端的前心外膜血管演变为一个走行在左室前侧壁的对角支,并没有走行在前室间沟。

2.1　干细胞起源形成冠状血管系统

冠状血管的发生从细胞的分化、迁移以及由上皮细胞向间叶细胞的转化开始。胚胎时期心外膜细胞的增殖对冠状血管的发生至关重要。

马纳斯克(Manasek)第一个揭示了心外膜来源于心外组织。1969 年,在对鸡胚胎的研究中,Manasek 用变速电子显微镜揭示了心外膜在汉堡-汉密尔顿(Hamburger-Hamilton,HH)阶段发源于在静脉窦背侧壁发现的心外细胞,从而用事实否定了之前由莫里尔(Mollier)在 1905 年提出并为其他学者接受的肌性心外膜覆盖假说。1989 年,比留间(Hiruma)和川口(Hirakow)报道了他们的发现,与 Manasek 的发现相似,在对第 14 期的鸡胚胎的研究中,Hiruma 和 Hirakow 用变速电子显微镜、扫描电子显微镜和计算机生成的重建模型描述了心外膜细胞从静脉窦右腹侧壁间皮突起迁移的过程。他们还报道了这些突起最终形成了"绒毛化过程",即沿着心脏背侧壁在房室沟内延伸并进入心管内侧弯曲。到鸡胚胎研究第 23 期,这个心外膜层覆盖心室的背侧和腹侧壁。维拉格(Viragh)及其同事将这些静脉窦的突起称为"前心外膜器官"。

Manasek、Hiruma 和 Hirakow 对于心外膜的心外起源的贡献是心外膜血管网也起源于心外这个假说的基础。Viragh 及其同事用抗-QH‑1 内皮抗体研究鸡-鹌鹑嵌合体胚胎的前心外膜器官的细胞成分。他们发现,冠状血管的内皮细胞来源于位于静脉窦附近的前心外膜器官,前心外膜器官分化出干细胞沿着相当于房室沟和室间隔的区域在心外膜下间隙移行。在成年个体的心脏,这些沟分别对应左前降支、回旋支、右冠状动脉主干(冠状动脉血管环)的走行位置。在更多对第17～18期的鸡胚胎的研究中,米家浩(Mikawa)和戈尔迪(Gourdie)用逆转录病毒标记的方法确认证明了前心外膜器官的细胞既生成最终的心外膜层,又生成冠状血管内皮,而最终冠状动脉血管的中层平滑肌和结缔组织也起源于前心外膜器官。心神经嵴生成大血管(降主动脉和肺主动脉)中膜的平滑肌和结缔组织。此外,心神经嵴在动脉干分隔中的作用也至关重要。神经嵴是否是主动脉中层的唯一贡献者尚未可知。另外,在没有神经嵴时主动脉中层是否还会生成平滑肌和结缔组织也未可知。主动脉和肺动脉干对面(毗邻)的瓣膜窦的形成与动脉干分隔有关,但神经嵴对这一事件的贡献尚未被研究。在鸡-鹌鹑嵌合体试验中,沃尔多(Waldo)及其同事用鹌鹑的心神经嵴代替了鸡胚胎里的神经嵴,而后在鸡冠状动脉中膜并未发现鹌鹑细胞。上述研究表明,心神经嵴生成主动脉中膜的平滑肌和结缔组织,但不生成冠状动脉中膜的平滑肌和结缔组织。

2.2　原始冠状血管的外观、命运以及冠状静脉循环的生发

首先,高度小梁结构的心室肌进展为致密性结构。在心肌结构发生这种根本性变化的时候,外膜下原始冠状血管最初以血管湖或细胞团的形式出现,最终演变为动脉和静脉。horizon XV期(31～32天胚胎)胚胎首次出现冠状血管。此外,在horizon XIV期(28～30天胚胎)胚胎中,房室沟、室间沟及其他心室壁节段的心外膜下间隙出现独立的细胞团。这些细胞群将生发出冠状血管。9周胚胎的冠状动脉主要血管的特征与成熟心脏冠状动脉的相同。

人初始冠状血管由专门的内皮细胞构成,没有中膜,然后最终会分化为冠状动脉和冠状静脉。因此有学者提出将这些血管称为原始冠状血管。决定这些血管发育为经典的冠状动脉和冠状静脉的因素尚不明确。血流动力学因素可能比较重要,其重要性可与原始血管的最终连接位置(即连接到静脉窦和主动脉瓣)相提并论。

康特(Conte)和佩利格里尼(Pellegrini)发现,在人类胚胎中,原始冠状血管在horizon XV期与静脉窦或主动脉相连接;因此,将来冠状动脉和冠状静脉将同时出现。Hirakow观察到人类胚胎的冠状血管先连接到静脉窦(horizon XVII),而后才连接到主动脉根部(horizon XVIII期～horizon XIX期)。哈钦斯(Hutchins)及其同事还观察到,人胚胎的原始冠状血管在horizon XV期～horizon XVII期连接到静脉窦,而在horizon XVIII期连接到主动脉。Hirakow的研究和Hutchins及其同事的研究表明,

最初原始冠状血管将其自身定义为未来的冠状静脉。

原始冠状血管在受精第 6 天连接到静脉窦,在受精第 7.5 天连接到主动脉。保罗(Paolo)及其同事也在实验室里证实了这一结果。他们结扎鸡胚胎(第 30 期)的大动脉基部,并用一个头端为球形的玻璃棒阻塞了右侧或左侧房室孔,然后将印度墨水凝胶注入右心室腔,观察到了房室沟内的血管被染色,这根血管引流入静脉窦。他们也对左心室进行了注射。通过对两个心腔的注射,观察到在某一个阶段心外膜下血管引流入静脉窦,而彼时冠状动脉尚未连接到主动脉。对鸡和鼠胚胎的研究表明,小梁间窦状隙与心外膜下血管之间的连接持续到产前晚期,其后则会迅速消失。

有学者研究了覆盖心脏小梁间窦状隙的内皮细胞的特征(可能有助于形成壁冠状动脉)。在用鹌鹑胚胎进行的中胚层移植试验中,林纳斯克(Linask)和拉什(Lash)研究了在心脏生成区(心脏发生区)的前心肌细胞和前心内膜细胞的分布。通过采用抗 - N - 钙黏蛋白抗体和抗 - QH - 1 抗体进行免疫染色的技术,这些研究人员甄别出 3 个细胞群:表达 N - 钙黏蛋白抗原的细胞群、表达 QH - 1 抗原的细胞群和表达这两种抗原的细胞群。他们推断,心内膜细胞和心肌细胞来源于表达两种抗原的同一类前体细胞类型。心内膜细胞最终丧失钙黏蛋白抗原。同样,马克瓦尔德(Markwald)推断内胚层诱导了心脏中胚层分化为前心内膜细胞和前心肌细胞。综合来看,这些研究表明心内膜细胞起源于覆盖心脏小梁间窦状隙的前心脏中胚层。

2.3　原始冠状血管与主动脉的连接

关于主动脉内膜在心外膜下冠状动脉网连接到主动脉过程中的作用有 2 个假说。一个假说认为,主动脉内膜通过在原始半月瓣顶点水平发出"冠状血管胚芽",主动参与了这个连接过程。另一个假说则认为,主动脉内膜"被动地"接受了心外膜下原始冠状血管网发出的原始冠状血管进入主动脉。

第一个假说建立在早期对鸡和人胚胎的研究上。在这些胚胎中,在未来的主动脉窦位置的主动脉根部出现的内皮细胞中空胚芽与心内膜下原始冠状动脉相连接。然而,更晚些的伯格斯(Bogers)及其同事进行的研究支持第二个假说,根据这个假说,主动脉内膜并没有主动参与这个连接过程。这些研究人员在对鼠胚胎和人胚胎的显微镜研究或对鼠胚胎的透射电子显微镜研究中没有发现主动脉壁内皮细胞中空胚芽或内皮外翻。在鹌鹑胚胎中使用抗 - QH - 1 抗体后,显示出冠状动脉在一个看起来主动脉内膜不受影响的时间里穿透主动脉中膜。重点是要记住,在主动脉与冠状动脉连接的时候,冠状动脉的管壁仅由内膜构成。此外,冠状动倾向于总是与面对的主动脉窦相连接(毗邻肺动脉)。Waldo 及其同事在鸡胚胎中观察到,在面对和非面对的主动脉窦周围存在多条源自原始冠状动脉的通道,但是只有两条通道留存。波尔曼(Poelmann)及其同事在鸡-鹌鹑嵌合胚胎中观察到了与 Waldo 及其同事相似的发现,但他们将接触主动脉壁的部分描述为"条索"而不是"通道"。

在鸡胚胎的印度墨水血管造影术研究中,研究人员发现位于未来的左冠状动脉区的原始冠状动脉在第 32 期与主动脉相连接,而位于未来的右冠状动脉区的原始冠状动脉则在第 34 期与主动脉相连接。

决定冠状动脉在主动脉壁上特定连接位点的因素仍不明确。然而,2 个相对的窦(主动脉窦和肺动脉窦)是由动脉干隔膜形成的,而不相对的窦则由插入的动脉干凸起形成,这个发现可能具有根本性的重要意义。此外,对动脉干隔膜上丰富的心神经嵴细胞的观察可能对于我们理解冠状动脉与主动脉的连接过程所涉及的机制至关重要。

2.4　基础冠状血管模式的建立及其与心脏的解剖关系

冠状动脉的形态发生学改变出现在按照时间序贯的 2 个时期里。在第一个时期里,原始冠状血管的局部解剖学分布与已经确立的心脏结构有关,特别是与致密的心室肌团块有关。在第二个时期,通过某种血管的相互作用过程建立起特定的冠状动脉-主动脉连接。

之前提到过,Viragh 及其同事报道了在心外膜下间隙生发出冠状血管的细胞最初以条索或管状结构存在。在这个时期,第一心脏隔膜("8"字形隔膜)已经发育,将单腔心脏逐渐转变为拥有 4 个腔的器官。第一心脏隔膜由原始隔膜(在心房水平)和房室管的上衬垫和下衬垫以及原始室间隔(位于心室水平)组成。此外,心脏的外表面发育出 2 条沟:房室沟和室间沟。最终,2 条血管环在血管生发期将会出现:位于房室沟的冠状动脉"房室环"(右冠状动脉和左回旋支动脉)和位于室间沟的"室间环"(前降支和后降支)。

最终冠状动脉发育分为 2 种情况:① 最初看起来能形成完整冠状动脉环的发育中断;② 冠状动脉所从属的心肌团的发育。冠状动脉环的中断可能和冠状动脉与主动脉起源的建立及引流进入冠状静脉系统同时发生。

冠状动脉的直径大小与胚胎生发期血流量大小密切相关。决定冠状动脉分布模式和规模的特定机制尚不明确。有国内学者发表文章指出,除心外膜下的冠状动脉起源之外,还有一部分冠状动脉起源于心内膜。总结现有的关于冠状动脉发育的研究,研究人员发现:

1）主要冠状动脉（壁外）和冠状静脉的细胞起源于并分化自心脏外的前心外膜器官。

2）心脏小梁间"窦状隙"的壁由内皮细胞构成，似乎是原始心脏生发区分化细胞的变异。小梁间隙可以进化为心肌间冠状动脉网的一部分。

3）由于原始心外膜下冠状血管的管壁由唯一的内皮细胞构成，冠状动脉和冠状静脉之间的差别取决于其最终的连接位置：动脉连接到主动脉，静脉连接到静脉窦。决定原始冠状血管演化为动脉或静脉的形态发生学因素尚未可知。

4）原始冠状血管倾向于选择性连接到面对的主动脉窦但不连接到肺动脉或非面对的主动脉窦。尚不清楚是什么因素决定冠状血管在主动脉窦的穿透位置。

基础冠状动脉分布似乎与心室肌质量密切相关，原始冠状动脉沿着室间沟和房室沟走行，这是最开始出现致密心肌的地方。每条冠状动脉的管腔直径均与所依附的心肌质量密切相关。

第二部分

临床篇

第 3 章
冠状动脉起源异常与分布异常

冠状动脉异常的分类尚未有特别统一的标准,我们按照解剖学特征进行了如下分类:

3.1　冠状动脉起源异常

1. 单支冠状动脉

左、右冠状动脉系统仅有一个共用主干连接到升主动脉,包括左主干起源于右冠状动脉以及右冠状动脉起源于左主干、左前降支或回旋支。这类起源异常中有一部分病例可出现共干侧冠状动脉分布范围较小。例如,当左主干起源于右冠状动脉时,左冠状动脉系统(主要是回旋支)分布范围较小,而右冠状动脉较为粗大,走行较长,甚至发出分支到达左心室钝缘;当右冠状动脉起源于左冠状动脉系统时,右冠状动脉可以相对细小、分布范围较小,而左前降支及回旋支分布范围较广,可发出分支分布于右心室。

2. 冠状动脉开口位置异常

此类冠状动脉起源异常包括内容较多,主要有以下几种情况。

1)冠状动脉起源于非常规窦:如左主干起源于右窦、右冠状动脉起源于左窦、左/右冠状动脉起源于后窦。

2)冠状动脉开口位置改变:指冠状动脉开口于相应冠状窦,但开口位置较高、较低或位于主动脉前壁,如左/右冠状动脉开口于主动脉窦底、左/右冠状动脉开口于窦管结合部以上的升主动脉内、左/右冠状动脉开口于主动脉前壁;还有一种情况是左冠状动脉的一个分支起源于右冠状动脉,而另一个分支直接开口于升主动脉,即左前降支起源于右冠状动脉、回旋支起源于右冠状动脉,此时左冠状动脉另一分支的开口可以在左冠状动脉常规位置,也可以位于其他主动脉窦内。另一种情况是左主干缺如,即左前降支及回旋支均直接开口于升主动脉,多数共同起源于左窦,也有极少数分别起源于不同冠状窦的,如左前降支起源于右窦、回旋支起源于后窦等。

3）左/右冠状动脉起源于肺动脉：左主干或其分支起源于肺动脉者较为多见，右冠状动脉起源于肺动脉者罕见，左/右冠状动脉同时起源于肺动脉者几乎均在出生后即因严重的心肌缺血缺氧而死亡。

4）冠状动脉闭锁：指左/右冠状动脉未能连接到升主动脉而形成盲端，此类冠状动脉通常有侧支与另一支连通到升主动脉的冠状动脉相交通供血。

3.2　冠状动脉分布异常

1. 壁冠状动脉

冠状动脉发出后，一般情况下应走行于心外膜外，但有部分冠状动脉走行于心肌壁内或主动脉壁内，这部分走行于心肌壁内或主动脉壁内的冠状动脉称为壁冠状动脉，覆盖在壁冠状动脉表面的肌组织被称为肌桥。目前影像学发现的壁冠状动脉最常见于左前降支近中段，也可见于对角支、回旋支、后降支。

2. 冠状动脉瘘

冠状动脉瘘指冠状动脉系统有分支直接连通心腔或肺动脉。可简单将其划分为冠状动脉左房-左室瘘，冠状动脉右房-右室-肺动脉瘘，区别在于前者增加左心室前负荷，而后者存在左向右分流。

3. 冠状动脉瘤

这里的冠状动脉瘤是指先天性冠状动脉瘤，而非由于获得性疾病造成的冠状动脉瘤。

后文将对冠状动脉异常中的部分内容进行详细介绍。

第 4 章
冠状动脉的非典型路径与走行异常

　　前文已经阐述过冠状动脉的正常解剖结构,从中可以看到,即便是正常的解剖结构,也是存在一定差异的。而本书所讲的冠状动脉异常,指的是先天性的血管异常,而不是后天获得的血管变化,如由于冠状动脉粥样硬化造成血管迂曲,或者因某一支血管闭塞而出现多个侧支等。

　　在判断冠状动脉异常之前,需要再明确一下:什么是正常的冠状动脉?

　　冠状动脉被定义为任何携氧滋养心脏细胞的动脉血管(也有人将其定义为心包腔内所有的动脉血管结构)。心脏细胞并不仅仅是心肌细胞,还包括各种瓣膜结构、房室结构、主动脉、肺动脉、心包膜细胞等。但其不包括壁层心包,所以壁层心包血管不是冠状动脉的一部分。

　　冠状动脉血管及分支的命名不是依据其起源于何处,而是依据其末端血管支配区域命名的。起源于右窦的左前降支血管、回旋支血管不能称为右冠状动脉,而应该称之为左冠状动脉。

　　本书讨论冠状动脉形态学时所谓的"正常",应该被理解为常常被发现的、变异个体发生概率大概不到 1%。根据这一准则区分出正常、异常冠状动脉形态分组。

　　冠状动脉解剖与主动脉窦有一定关系,另外与血管供应的心肌相关。描述冠状动脉起源的重要参数是主动脉根部。在解剖学上,主动脉根部由 3 个相同大小的半月形结构组成,同时具备 3 个窦,其中水平窦是区分主动脉根部与升主动脉的标志。正常人体心脏中,主动脉瓣位于肺动脉瓣右后方,位于三尖瓣与二尖瓣瓣叶中间凹陷处的前方。主动脉根部的后壁是心包横窦的前壁,充满液体的心包腔可以区分主动脉及左右心房。

　　主动脉及肺动脉瓣膜之间有一个单独的连接结构点,该结构为主动脉及肺动脉分隔退化剩余的结构。该结构是一个重要的用于对窦口进行描述的参考指标。事实上,每个半月瓣的周长通常被分成 3 个相等的 120°扇区,可以用主肺动脉接触点辅助定位(图 4 - 1)。

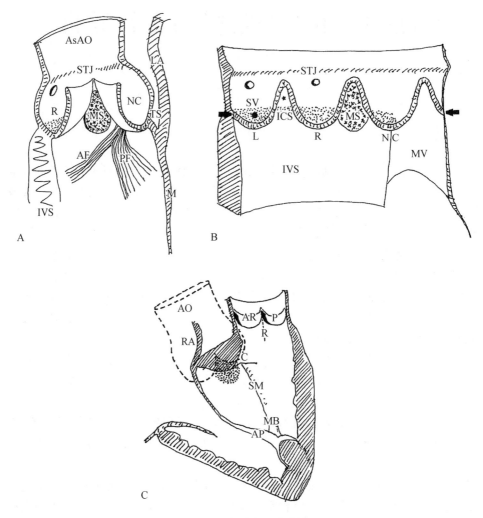

图 4-1　心脏剖面示意图

　　切除半月瓣后,主动脉根部横断面(大体矢状图,图 A)和矫正图(展开根部,图 B)显示出半月瓣的种植线(图 B,箭头)。主动脉根部远端界限为窦管连接部,近端界限为瓣叶植入线。每个瓣叶的底部都有阴影,表示下面的肌肉间隔(图 B 实心圆)。接触点三角形或其他形状(图 B 星号),根据具体位置具有不同的外壁成分。图 C. 主动脉根部与右心室的关系。

　　AF=His 束的前束;AsAO=升主动脉;IVS=室间隔;LA=左房壁;M=二尖瓣段;MS=膜质隔;NC=所谓的非冠状窦;PF=His 束的后束;R=右冠状窦;STJ=管状结;TS=横隔。ICS=三角空间;L=左冠状窦;MV=二尖瓣瓣叶;SV=主动脉窦。AO=主动脉;AP=三尖瓣前乳头肌;AR=右肺前尖;C=室上嵴;P=肺后尖;R=右心室流出道裂口(胚胎冠状嵴融合线的残留标志);RA=右心房前壁;SM=嵴隔缘-嵴。阴影部分代表膜性室间隔在正常的主动脉瓣相关描述中,主动脉和肺动脉之间的连合称为前连合或左前连合;然而,在肺动脉瓣相关描述中,主动脉和肺动脉之间的连合称为后连合或右后连合。心房壁和升主动脉/肺动脉切除后心脏基底(冠状面)示意见图 4 - 2。

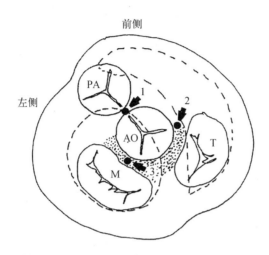

图 4 - 2　心房壁和升主动脉/肺动脉切除后心脏基底(冠状面)的示意图

在 1 号位点,肺动脉瓣环与主动脉瓣环相邻,代表主动脉-肺动脉胚胎间隔的残余:这是主动脉瓣前连合和肺动脉瓣后连合的一致位置。位置 2 表示膜质隔的位置。位置 3 显示了主动脉瓣环与二尖瓣环、三尖瓣环的关系,以及二尖瓣-主动脉瓣的连续性。断续线表示左右心室腔的大致位置。AO=主动脉;M=二尖瓣;PA=肺动脉瓣;T=三尖瓣,阴影部分代表心包横窦

无论其解剖结构是正常的还是异常的,与主-肺动脉接触点相邻的两个主动脉窦都是绝大多数冠状动脉的起源地。左右前窦被称为"面向窦",因为它们面对肺动脉。根据传统的学说,冠状动脉从来不发源于主-肺动脉接触点对面的主动脉窦(非相邻窦、非面向窦或右后窦)。因此,主动脉窦也被称为无冠状动脉窦。然而,在现实中,冠状动脉起源于后窦的病例并不多见,其中一些已经在文献中报道过。

相关书籍已经对 3 个主动脉瓣叶和主动脉窦做出了解剖学的命名。在《解剖学名词(1989)》[*Nomina Anatomica*(1989)]一书中,主动脉瓣叶和相应的主动脉窦被称为主动脉后、右、左叶以及主动脉后、右、左窦,这是基于与房、室间隔平面的相对位置的命名,而不是相对于人体正常的前后左右位置。而在临床上,心脏科医师基于正常的冠状动脉起源部位命名,更习惯称呼左冠状动脉窦(简称"左窦")、右冠状动脉窦(简称"右窦")和无冠状动脉窦(简称"后窦")。本书探讨冠状动脉异常,包括起源异常,故不能采用以冠状动脉正常起源为基础的命名,容易在行文中引起混乱。而根据房室间隔平面相对位置进行的命名法看似简单明了,但与人体正常的左右前后位置有差异,因而也容易在描述中造成混淆。故本书中使用人体正常的位置描述术语:前、右后、左后叶或窦分别对应上述的后(无冠)、右(右冠)、

左(左冠)瓣叶或窦。使用这种描述方法可以在心脏冠状面内的正交平面(即横截面和矢状面)上确定主动脉瓣叶和窦的位置。特别是当通过血管造影来描述冠状动脉的解剖结构时,也要考虑垂直(上下)轴。在垂直轴上,主动脉窦并不都位于同一水平面上;相反,左后窦略高于其他窦,右后窦略低于其他窦。主动脉前连合点(与主-肺动脉接触点相邻)是主动脉瓣环的最高点。主动脉瓣和肺动脉瓣的瓣叶并不处在同一横截面上,肺动脉瓣略高于主动脉瓣(图4-3),在任何给定的情况下,应该具体分析主动脉根部的解剖,决不能预估其是正常的,特别是当描述一个冠状动脉异常的血管时。在胚胎发育早期,心肌为小梁状海绵结构,到了胚胎发育初期,心肌发生致密化,同时伴随着冠状动脉系统的发育和生长。当心肌纤维发育完全时,每根心肌纤维周围都有一个由小动脉和毛细血管分支构成的紧密网络。在正常人的心脏中,心肌大部分属于

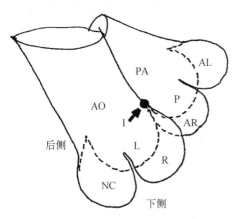

图4-3 主动脉窦和肺动脉窦之间的关系

如右前斜位所示。主动脉瓣环是斜向的(前上倾斜),肺动脉环也是如此。1=主动脉窦和肺动脉窦的接触点。左主动脉窦(L)高于右主动脉窦(R)和后窦(NC)。左前(不毗邻)肺动脉窦(AL)位于高于右前肺动脉窦(AR)和后肺动脉窦(P)(相邻或相对的窦)的水平。AO=主动脉;PA=肺动脉

左心室,冠状动脉(左、右)主要服务于左心室。心肌组织是远端冠状动脉树解剖结构的基本决定因素。在任何冠状动脉解剖模式中,潜在可改变的特征通常与冠状动脉近端节段(具有输送功能)有关,而与小动脉节段(具有阻力调节功能)或毛细血管节段(具有营养功能)无关。因此,下面的讨论主要涉及近端节段。

4.1 冠状动脉开口起源

通常情况下(即在超过1%的人群中),人类冠状动脉具有2个或3个冠状动脉开口。一般存在2个冠状动脉开口(右冠状动脉和左冠状动脉),部分人可同时观察到一个独立的圆锥形或漏斗形的分支开口,或者可见到第三条冠状动脉。在正常心脏中,这种情况出现的比例为23%~51%。在没有左主干的情况下,左冠状动脉和回旋支从主动脉直接发出,同时产生第三(或第四)支冠状动脉的发生率较低。一些解剖学家对这种情况进行了研究,报告的左主干缺失的发生率为0.4%~8.0%,这取决于研究人员使用的标准。如果标准是共用左主干的最小证据,无论它多么小,就像一个普通的主动脉壁龛,那么左主干也是存在的。相反,如果标准

是缺乏一个明确的个性化的共干,那么左主干即不存在。左主干缺失是一种异常还是一种正常的变异,这个问题将在本章后面再次讨论。

冠状动脉口通常位于右前窦和左前窦的中间,在半月形小叶上缘的正上方(开放位置)和窦管连接处中心点的正下方。这个一般规则适用于涉及 2 个、3 个甚至4 个冠状动脉口的病例。许多文献中已经给出结论,在一项大规模的人体解剖学研究中,发现冠状动脉开口变异的位置在水平面(主动脉的横截面)和垂直平面(主动脉的纵轴切面)均有变化。只有得到精确的描述、能够确定两个轴的标准差,才能准确地定义异常(图 4-4)。

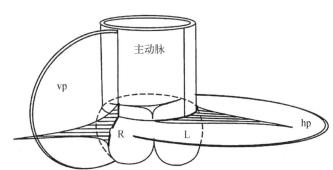

图 4-4 主动脉根部和升主动脉的示意图

显示了右侧(R)和左侧(L)冠状动脉口在垂直(vp,右侧)和水平(hp,左侧)平面的概念分布模式

正常情况下,冠状动脉近端与主动脉壁呈近乎垂直的角度(图 4-5)。这个角度从未在大量人群中被精确研究过,也从未确定过正常的范围,但重要的是,要认识到冠状动脉起源的明显不同寻常的角度,特别是在临床研究的选择性导管插入术中。异位性冠状动脉开口与"锐角动脉"起源于主动脉壁的情况一致,在正常口部位置很少发生锐角化。

在开口大小上,冠状动脉开口通常等于或大于相关冠状动脉的近端,当冠状动脉产生侧支并向下游发展时,其直径逐渐减小(但不会增大)。

冠状动脉的疾病大部分是心外膜的,至少在人类中是这样。近端左前降支在 5%~25% 的病例中是走行于壁内的,在血管造影观察时产生收缩效应(见壁内冠状动脉)。冠状动脉通常通过小动脉段终止于毛细血管网,而小动脉负责大部分冠状动脉树的血流动力学阻力。冠状动脉与心腔或静脉的直接相连被认为是异常冠

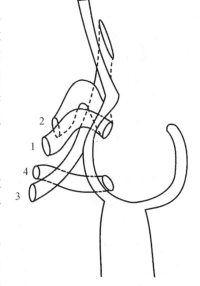

图 4-5 右冠状动脉近段的横切面

显示了 4 个不同的冠状动脉起源的例子: 1. 正常,大致垂直于主动脉壁; 2. 上升; 3. 以切向路径向下(在从升主动脉异位起源的病例中); 4. 水平(在低的情况下,异位起源)

状动脉瘘管。

虽然理想的"冠状动脉腔大小与心肌质量比"确实存在，但其正常范围一直难以界定。然而，为了更好地解释诸如冠状动脉扩张、冠状动脉瘤、冠状动脉发育不全或冠状动脉缺失等异常情况，澄清这一比值是很重要的。但目前对于这个比值尚没有形成统一意见，主要是无法确定能够被大多数人接受的冠状动脉的正常参数。

确实，冠状动脉绝对直径随着年龄的增加而增大，并且极大地受到"冠状动脉优势型"的影响。使用相对直径比标准（大于同一动脉相邻"正常"段直径的150%）来定义冠状动脉扩张的先决条件是正常段可以被识别，但在特定情况下并非总是如此。临床上无法或不可能对远端毛细血管床进行解剖定量描述，因此定义正常冠状动脉大小的更实用、更可接受的方法可能是基于静息时和最大血管扩张后冠状动脉血流速度的测量。古尔德（Gould）提出，静息时给定的血流速度和相对于基线4~5倍的最大血流储备量（最大血管扩张时增加血流的能力）分别是明确心外膜冠状动脉大小（血流速度）和动脉血管扩张能力（功能储备量）正常的有力证据。然而，在得出有效的一般性结论之前，必须在这方面进行更大规模的研究。Gould的方法意味着，血流速度降低的冠状动脉节段提示冠状动脉扩张，而血流速度升高则提示冠状动脉局部狭窄或节段发育不良（怀疑为先天性狭窄）。轻度冠状动脉发育不良（任何程度）导致最大血流储备减少（但静息时血流正常），可能确实是某种定义不清的X综合征（无冠状动脉狭窄的心肌缺血）病例的基础。在慢性心室超负荷的实验模型中，类似的不匹配也被认为是心肌病的发生机制。在这方面需要进行明确的研究。一般来说，所有心肌节段在基线状态和有运动需求时都有充足的动脉循环是正常现象，那么任何明显的偏差（如"缺失"冠状动脉）一般都有其他原因——要么是血管的异位起源，这在血管造影上很难表现出来，要么是在没有明显侧支的情况下发生获得性血管闭塞。

下文以较小的篇幅描述一下每个冠状动脉及其主要分支的正常解剖特征。

1. 右冠状动脉

正常情况下，右冠状动脉起源于位于窦管连接处下方的开口，位于主动脉右前窦中央，并进入右房室沟。如果右前窦有不止一个动脉开口，这个额外的开口可能与动脉圆锥的分支（也称圆锥支）有关。右冠状动脉通常被定义为在右房室沟中走行并向右心室游离壁提供营养分支的血管。在先天性房室不协调或转位的情况下，右房室沟是与解剖性右心室相关的沟。由于没有关于此课题的文献，有学者建议如果右房室沟的动脉到达心脏的边缘，就将其命名为右冠状动脉。另外，如果它只产生几支右心室前支而没有到达心脏的锐缘，则这支从右前主动脉窦发出的单独的动脉应称为漏斗（或圆锥）支。这种情况通常与较大的左冠状动脉系统有关,其中左回旋支从心脏后部到达锐缘,并为心脏的大部分心肌供血。此时就变成了单一冠状动脉起源于左前窦,右冠状动脉起源于回旋支远端,而在原本的右冠状动脉开口处则发出一支独立的圆锥支或漏斗支(见单一冠状动脉)。

在用术语定义右冠状动脉的本质时无法穷尽对其解剖变异的描述,因为这条动脉可能终止于心脏的锐缘,也可能继续延伸至心尖部或左房室沟,止于左室后侧支,甚至中间支或对角支,偶尔也会延伸至左前降支。那么什么是右冠状动脉的"正常"的最大延伸? 由于缺乏大规模人群的前瞻性特别研究,发出左室后侧支但终止于心脏钝缘以内的"非常优势"右冠状动脉应被认为是极端(最大的正常)变异。右冠状动脉向钝缘(及以外)发出分支应被认为是异常的,这种情况应被称为"回旋支异常起源于右冠状动脉远端"。那么什么是右冠状动脉的正常最大延伸? 由于在大的人群中缺乏前瞻性的专门研究,"非常显著的右冠状动脉"终止于心脏钝缘以外的左室后侧支应被认为是极端变异。提供分支到钝缘(及以上)的右冠状动脉应被认为是异常的,这种情况应称为"来自远端右冠状动脉的回旋支的异常起源"。右冠状动脉发出一个后降支也是正常的,后降支沿着后房室沟一直到心尖,但不超过心尖。

综上所述,正常右冠状动脉的供血范围可能有很大不同: 在一种极端情况下,右冠状动脉可能仅仅到达右心室的锐缘即结束;而在另一种极端情况下,右冠状动脉可能刚好在发出钝缘支之前终止(图4-6)。

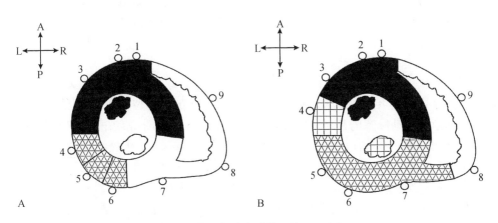

图4-6 右冠状动脉优势型的心肌分段

右冠状动脉优势型病例中,心脏水平横切面显示左前降支(黑色)、右冠状动脉(白色)、回旋支(三角形)和中间支(正方形)提供的心肌节段

横切面周围编号的圆圈表示单一冠状动脉分支的位置: 1=左前降支;2=第二对角支;3=第一对角线;4=钝缘支及分支;5、6=钝缘支远端分支;7=后降支;8=锐缘;9=右心室前支。左心室腔内可见乳头肌切面;L=左侧;R=右侧;A=前侧;P=后侧

后降支的起源通常仅用于定义右冠状动脉优势型或左冠状动脉优势型。事实上,在对正常的右冠状动脉模式进行分类时,巴罗尔迪(Baroldi)和斯卡马佐尼(Scamazzoni)设计了一种"Ⅱ型"模式,在这种模式中,右冠状动脉不仅发出后降支,还发出钝缘支。但这些作者没有定义回旋支,因此留下了争论的空间。目前,仅从简单的优势型来描述右冠状动脉解剖谱系似乎是粗糙和不充分的,特别是从解剖-生理相关性(使用超声心动图和核心肌显像)和治疗干预(搭桥手术和导管血管成形术)相关的实际情况考虑。理想情况下,应该绘制包括室间隔在内的左心室心肌区块图,以指示右冠状动脉、左前降支和回旋支的供血区域(图 4-6)。很多学者支持以临床血管造影的方法描述冠状动脉模式和分布,包括根据其区域分布详细描述主要的次级分支(直径小至 1.5 mm)(图 4-6)。在大多数情况下,人类(大约 90%)是右冠状动脉优势型,右冠状动脉发出后降支,提供左室后室间隔血供,其只有少量分支供应右室游离壁。右冠状动脉末端分支中的一支起源于心脏的后十字交叉,为房室结供血,称为房室结支。房室结位于室间隔头端、室间隔后底部、冠状窦和右心房(下腔静脉瓣,Eustachian valve)的前面,因此房室结支有助于在血管造影时定位室间隔。

正常情况下,右冠状动脉不发出穿过前室间沟进入左心室区域的分支。小间隔(室间)支可通过独立的开口起源于近端右冠状动脉或直接起源于右窦口。

在右冠状动脉可能产生的多个小的、高度可变的心房分支中,窦房结动脉是最常见的分支。然而,它的起源和走行却千差万别。在 50% 的病例中,窦房结动脉起源于近端右冠状动脉,另 50% 则起源于回旋支近端或右冠状动脉中部。

其他心房分支有高度可变性和不可预测的形态。单独而言,它们并没有重要的临床价值。

2. 左冠状动脉

左冠状动脉起源于主动脉左前窦的中间部分,刚好在主动脉瓣口边缘之上,位于窦管连接处之下。左冠状动脉在主动脉窦内开口的确切位置各不相同。对于左冠状动脉在主动脉窦内开口位置分布曲线需要进行具体的研究,左冠状动脉开口通常是单一的,常见的左主干是正常的。在一项连续选择性冠状动脉造影回顾当中,研究者记录了左主干缺如(左冠状动脉双开口,即左前降支、回旋支各自起源于主动脉窦的不同开口)比例不到 1%,这一发现将左主干缺如定义为冠状动脉异常。左冠状动脉起源于左前窦内的开口,它只有在同时发出左前降支和回旋支的情况下才被称为左主干。在异常的情况下,其中一条动脉不是起源于左主干,从左前窦起源的主干就不应称为左主干,而应称为左前降支近段或回旋支近段。

左主干是从主动脉窦垂直发出的,通常位于心脏的冠状面内。偶尔,左主干的朝向可能向前、后、上、下偏斜(图 4-7)。

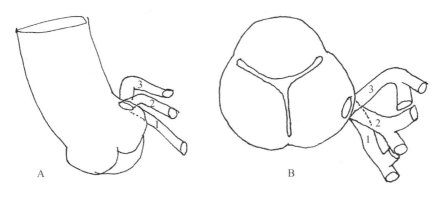

图 4 - 7　左冠状动脉变异的示意图

在额面（A）和水平（B）平面，显示左主干的不同方向：A. 1＝下倾斜，2＝正常正交倾斜，
3＝上倾斜；B. 1＝前倾斜，2＝正常正交倾斜，3＝后倾斜

因为左主干动脉段很短，很快发出左前降支、回旋支血管，而左前降支、回旋支是左冠状动脉的主要滋养血管，因此一些专家提出，将左前降支、回旋支称为主支动脉，而将对角支或中间支称为分支。

尽管左冠状动脉的形态有很大的变化，但仍可制定以下较为一致的规则。

左前降支走行于前室间沟内，回旋支走行于左房室沟内。

左前降支向左心室间隔和前外侧壁包括前外侧乳头肌发出分支，而回旋支向左室后外侧壁通常包括后内侧乳头肌发出分支（图 4 - 6）。

左前降支终止于心尖，或在心尖前后 1~2 cm 处。

前间隔支（穿隔支）起源于左前降支，位于前室间沟，与心脏表面呈大致垂直的角度；这些分支成为壁内动脉进入室间隔，在室间隔内走行。

左前降支很少向右心室发出大的分支（大到足以做旁路手术或血管成形术），但经常向右心室的前壁发出较小的右室支。如果在左前降支和右冠状动脉之间建立起侧支循环，这些右室支可能会变得更明显，侧支血管会将右室前支或右冠状动脉的锐缘支与左前降支远端连接起来。

成人对角支及分支的管腔直径>1.5 mm，由 1~3 支独立的血管组成，这些血管由左前降支发出，从左心室前外侧游离壁以不同的角度向下伸向心尖。解剖学家和血管学家习惯上称由左前降支近端发出的向下延伸的第一个分支为"第一对角支"，由近及远依次为"第二对角支"。然而，有些外科医生更喜欢使用术语"Diag - 1"（D1）来表示左前降支远端的第一个指向心尖的分支（第一对角支），而"Diag - 2"（D2）表示近端的下一个分支（第二对角支），这是由远及近的命名方式（图 4 - 8）。

术语"中间支"是指一个较特殊的冠状动脉分支，它为左心室游离壁的不同范

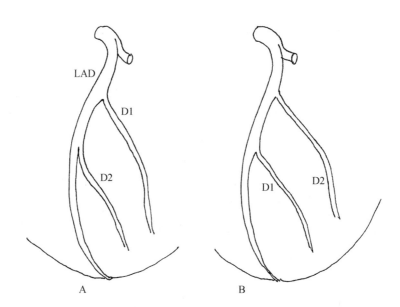

图 4 - 8　对角支命名

血管造影医师和解剖学家(A)或外科医生(B)通常使用的对角支的命名法;
D1 = 第一对角支;D2 = 第二对角支;LAD = 左前降支

围供血,在正常人群中并不都能见到中间支。有些学者认为,中间支的定义是在第一对角支与第一钝缘支之间发出的分支血管,因此该血管可起源于左前降支近段或直接起源于左主干或起源于回旋支近段。有些学者则认为,只有和左前降支、回旋支一起起源于左主干末端的分支才算是中间支,从左前降支近段发出者应算作高位对角支,从回旋支近段发出者应为高位钝缘支。中间支的走行介于左前降支与回旋支之间,其分布范围从左室前壁至侧壁均可见到,在血管造影中有时难以与对角支或钝缘支严格区分。

回旋支沿着左房室沟向下延伸,在左心耳下方,向下延伸至心脏的后十字交叉。具有回旋支但不能到达心脏后十字交叉的左冠状动脉通常提示为"右冠状动脉优势型"。

左冠状动脉的回旋支发出后降支,沿后室间沟走行,这种模式被称为"左冠状动脉优势型"。在现实中左冠状动脉优势型少见。很多解剖学家已经指出,即使后降支从右冠状动脉发出,很多时候左冠状动脉仍较右冠状动脉粗大。一直有学者认为,应该用描述后室间隔的血液供应或其分布的术语取代优势型的术语,避免任何字面意义上的"优势型"造成歧义。此外,参与室间隔后 1/3 心肌供血的血管可能不是只有回旋支和右冠状动脉,还可以有左前降支。左前降支较长时,并不会在心尖处终止,而是可以绕过心尖再沿后室间沟走行。

临床上将所谓的"小回旋支"定义为至少有一个到达心脏钝缘的血管分支。

而在左冠状动脉没有分支延伸到心脏钝缘的时候,通常会认为回旋支起源于右冠状动脉,此时的左冠状动脉在没有回旋支的情况下被认为是左前降支。

心房分支通常起源于回旋支(特别是那些指向左心房的分支,但有时也有指向右心房的分支为心房和窦房结所在的位置供血),这些分支很少直接起源于左主干,也从没有在左前降支发出过。在大约 40% 的正常心脏中,窦房结动脉起源于回旋支近段。房室结动脉可能起源于回旋支,但只有当回旋支到达心脏后十字交叉时,房室结动脉才有可能由其发出。

4.2　冠状动脉异常的发生率：1 950 例血管造影分析 ——

我们查阅的文献包含了几个关于冠状动脉异常发生率的报告,无论是在普通患者群体中,还是在有心肌缺血临床证据的患者中,这些报告都涉及冠状动脉造影和尸检系列,其中一些包括了年轻人、运动员、士兵、急性心肌梗死康复者、猝死患者,或那些因怀疑冠心病而进行冠状动脉造影的人的冠状动脉异常发生率。但是,由于不同研究人员使用的纳入标准不同,对研究方法的描述很粗略,并且相关定义也各不相同,产生了不可靠的数据,严格来说,这些数据不具有可比性。

在猝死的年轻患者中,冠状动脉异常的发生率一直高于接受常规尸检的成年人(发生率分别为 4%~15% 和约 1%)。然而,医学界仍然不愿接受这些表面上的差异,因为报告中心往往对先天性冠状动脉异常有特别的兴趣;因此,这些发生率差异的罕见现象可能因转诊偏差而人为地增加。此外,研究结果还取决于是否对某些相对常见的现象(如肌桥)进行了专门的调查,并将其算作冠状动脉异常。

为了调查冠状动脉异常的发生率,得克萨斯心脏研究所的一个研究小组进行了一项对 1 950 名患者的冠状动脉异常进行连续专门分析的研究。这些患者中有一部分明确或怀疑患有冠状动脉梗阻性疾病,而另一部分为无相关症状的患者。

1. 患者、方法材料和技术

得克萨斯研究所研究人员从圣卢克医疗中心心导管实验室采集了连续的 2 000 例冠状动脉造影的资料,并根据上述标准进行前瞻性审查。其中的 50 例冠状动脉造影被排除在外,因为它们要么是非选择性的,要么不能充分显示所有预期的冠状动脉。其余的 1 950 例冠状动脉造影在技术上是令人满意的,因此纳入了研究。该研究对象为成年患者(1 369 名男性和 581 名女性),平均年龄为 56.7 岁(表 4-1)。

在大多数病例中,通过使用贾金斯(Judkins)冠状动脉导管技术预制的右冠状动脉和左冠状动脉导管获得多个投影。在少数病例中,在初选导管不能完成选择性造影时,使用替代导管[主要是多用途或安普拉兹(Amplatz)冠状动脉导管预制的右或左冠状动脉导管]完成造影。

表 4-1　人群数据($n=1\,950$)

人群分布	例数/对应人群总例数	百分比(%)
冠心病患者	1 290/1 950	66.15
无冠心病患者	660/1 950	33.85
男性	1 369/1 950	70.21
女性	581/1 950	29.79
冠心病男性患者	1 019/1 369	74.43
冠心病女性患者	271/581	46.64

　　几乎所有的病例都注射了 Renografin ® 或 Hypaque – 76 ® 造影剂。与目前较为流行的低渗透介质不同,Renografin ® 和 Hypaque – 76 ® 的对比度特性略好一些。它们会导致更严重的一过性心动过缓,可以更好地确定冠状动脉造影的心肌着色相,从而更好地定义从属的心肌区域。

　　连续 1 950 例系列冠状动脉造影观察到的冠状动脉异常的发生情况见表 4-2。

表 4-2　连续 1 950 例系列冠状动脉造影观察到的冠状动脉异常的发生情况

变量	例数(例)	百分比(%)
RCA 分裂	24	1.23
异位 RCA(右窦)	22	1.13
异位 RCA(左窦)	18	0.92
冠状动脉瘘	17	0.87
左主干缺失	13	0.67
回旋支起源于右窦	13	0.67
LCA 起源于右窦	3	0.15
RCA 低位起源	2	0.10
其他异常的冠状动脉优势型	3	0.15
RCA 优势型	1 735	88.98
LCA 优势型(回旋支)	164	8.41
共同优势型(RCA,回旋支)	48	2.46

注: LCA = 左冠状动脉;RCA = 右冠状动脉。

2. 描述冠状动脉血管解剖学的标准(图 4 - 9)

冠状动脉与心脏结构的关系见图 4 - 9。研究人员系统地研究了以下冠状动脉造影特征。

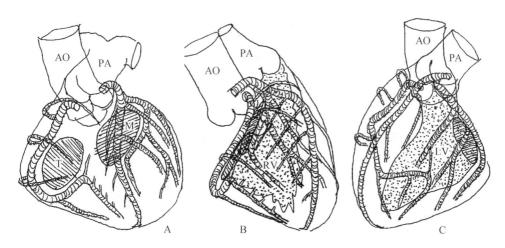

图 4 - 9　冠状动脉与心脏结构的关系

如额面(A)、右前斜位(B)和左前斜位(C)投影所见。AO = 主动脉；LV = 左心室；
M = 二尖瓣；PA = 肺动脉；RV = 右心室；T = 三尖瓣

1) 起源：为了阐明冠状动脉开口和主动脉窦之间的关系，研究人员检查了冠状窦的形态(在右前斜位头倾 30° 或在左前斜位足倾 30° 时最佳)、冠状动脉口在主动脉根部的垂直高度，冠状动脉相对于主动脉窦底部及窦管交界或脊的关系以及近端冠状动脉干的方向(变量：正常、切向)。在主动脉窦进行非选择性造影通常能够充分描述这些特征，但在临床研究中这种非选择性造影并不作为常规操作。在大多数冠状动脉异常的病例中，一开始用常规的血管造影导管选择性地插入异常的冠状动脉开口是很困难的，因而必须进行非选择性造影以观察冠状动脉开口位置。

2) 近段冠状动脉干：右冠状动脉、左前降支和(或)左回旋支融合而成的一条单一血管称为混合动脉干，其分为右冠-回旋支、右冠-左前降支、右冠-左前降支-回旋支、左前降支-右冠或左前降支-右冠-回旋支。

3) 走行：在描述起源异常时，冠状动脉近段的走行常常难以准确判断。因此，通过推断来研究冠状动脉与其他心脏结构(主要是房室瓣和半月瓣)之间的关系，并在不同的血管造影体位下观察冠状动脉的走行，以重建其三维解剖。在某些情况下，导管被放置在肺动脉以作为参考。在复杂的病例中，可以同时进行右心室和左心室造影，或者至少是双平面主动脉造影。

4) 冠状动脉类型：对冠状动脉分支的心肌分布范围进行推断研究。检查主要集中在以下几个方面。

（1）左主干是否存在以在动脉开口造影时有无回旋支或左前降支的显影为标准。如果造影时导管在上述两支中任一支形成了超选择性造影，则不采纳血管造影的结果。冠状动脉造影时主动脉窦中的反流可以排除伪影的可能。

（2）左前降支由其近段和多个间隔支识别，不一定由其对角支识别。对角支被定义为二级分支，通常（但不一定）起源于左前降支近中段，横跨左心室前壁和侧壁，紧邻前室间沟动脉（左前降支）。

（3）根据多个后间隔支识别后降支。

（4）房室结动脉被认为是室间隔后下缘（房室结的位置）的指示器，但这一分支本身并不能识别优势动脉，该优势动脉被认为是供应后降支的血管（图4-10），因此，房室结动脉被认为是向后降支提供识别血管后间隔分支的血管（图4-10）。

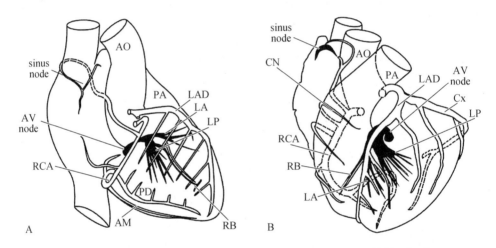

图4-10　右（A）和左（B）冠状动脉主支及相关心脏结构的前斜位视图

AM＝锐缘支；AO＝主动脉；CN＝圆锥支；Cx＝回旋支；LA＝左束支左前分支；LAD＝左前降支；LP＝左束支左后分支；PD＝后降支；PA＝肺动脉；RB＝右束支；RCA＝右冠状动脉；AV node＝房室结；sinus node＝窦房结

（5）在左冠状动脉和右冠状动脉的造影中，当频繁看到心肌着色时，尤其是在心脏处于左前斜位时，应特别注意冠状动脉造影后期室间隔的血供。

（6）心脏（左心室）的钝缘是心脏在左前斜位投影中的边界（约45°，图4-6和图4-9）。回旋支动脉穿过心脏钝缘，在左房室沟内走行。较大的侧壁分支在钝缘发出，指向后降支，依序分别标记为钝缘支1（OM1）、钝缘支2（OM2）和钝缘支3（OM3）。

（7）右冠状动脉分支。

我们使用以下命名法来表示右冠状动脉分支。

a）"圆锥（或漏斗）支"（图4-10）是为右心室流出道前游离壁供血的分支

（大致指肺动脉瓣下 3～5 cm 的心肌区域）。这些分支可能有直接独立的主动脉起源。因为单独起源的圆锥支通常比造影导管的尖端小，所以很少观察到造影导管选择性插入这种独立分支。

b）右心室支被用来表示为右心室流入道游离壁和右心室心尖部供血的分支。研究人员尽量只将锐缘支判定为最接近心脏锐缘的动脉。左前斜位、右前斜位切面右冠状动脉所描述的"C"的最低点在心血管造影上被确定为心脏的锐缘。

c）后降支用于表示后室间沟后支（图 4 - 10），血管造影显示为后间隔穿通支。后间隔穿通支较前间隔穿通支短，常与左心室游离壁穿支长度相近。出于这个原因，我们推荐在左前斜位在尽可能加上足倾的状态下冠状动脉造影时的心肌着色期识别后降支（也就是优势动脉）。我们使用术语"共同优势回旋支和右冠状动脉"来描述这样的情况：两支动脉各发出一支进入后室间沟，均发出后间隔穿支。

d）左室后支是指向左心室后、侧壁的部分心肌供血的分支，一直延伸到钝缘，有时还包括后内侧乳头肌的供血。

3. 统计

在确定了不同的解剖模式后，研究人员将它们与以下变量联系起来：性别、冠心病的存在（标准：管腔大于 1.5 mm 的血管阻塞>50%）、主动脉瓣异常、原发性心肌病的存在［无冠心病位的心肌收缩功能障碍和（或）能够证明收缩功能障碍的心肌梗死临床病史］（表 4 - 3）。正常人心脏冠状动脉异常的分类见表 4 - 4。

表 4 - 3　1 950 例连续系列冠状动脉造影观察到的冠状动脉异常统计

变　　量	例数/对应人群总例数	百分比（%）
冠状动脉异常的男性	66/1 369	4.82
冠状动脉异常的女性	44/581	7.57
冠心病患者	1 290/1 950	66.15
冠心病患者合并冠状动脉异常	63/1 290	4.88
无冠心病患者合并冠状动脉异常	57/660	8.64
主动脉瓣异常的患者	75/1 950	3.85
主动脉瓣异常合并冠状动脉异常	20/75	26.67
原发性心肌病患者	96/1 950	4.92[a]
原发性心肌病合并冠状动脉异常	5/96	5.21[a,b]
无原发性心肌病患者合并冠状动脉异常	105/1 854	5.66[b]

a $P=0.90$（无统计学意义）。

b $P=0.85$（无统计学意义）。

表 4-4　正常人心脏冠状动脉异常的分类

1）起源和走行异常
  （1）左主干缺如（左冠状动脉起源分裂）
  （2）冠状动脉开口位于主动脉根部内或邻近的主动脉窦（每条动脉）：
    A）高位起源
    B）低位起源
    C）主动脉连合部起源
  （3）冠状动脉开口在正常"冠状"主动脉窦外的异常位置
    A）起源于右后主动脉窦（后窦）或其附近的异位冠状动脉开口
    B）起源于主动脉根部外、升主动脉内的异位冠状动脉开口
    C）起源于左心室的异位冠状动脉开口
    D）起源于右心室的异位冠状动脉开口
    E）起源于肺动脉的异位冠状动脉开口
      a）LCA 起源于后向窦
      b）Cx 起源于后向窦
      c）LAD 起源于后向窦
      d）RCA 起源于前向窦右前窦
      e）起源于肺动脉的任何冠状动脉的异位（位于对向窦外）
        ● 起源于前向窦左前窦
        ● 起源于肺动脉干
        ● 起源于肺动脉分支
    F）起源于主动脉弓
    G）起源于无名动脉
    H）起源于右颈动脉
    I）起源于胸廓内动脉
    J）起源于支气管动脉
    K）起源于锁骨下动脉
    L）起源于胸主动脉降支
  （4）冠状动脉开口异常起源于相反的、对侧冠状动脉窦（包括共同起源或毗邻双开口）变异包括：
    A）RCA 起源于左前窦，合并走行异常
      a）后房室沟ᵃ或心脏后
      b）主动脉和肺动脉之间
      c）间隔内
      d）肺动脉流出道前或心脏前
      e）后前室间沟
    B）LAD 起源于右前窦伴走行异常
      a）主动脉和肺动脉之间
      b）间隔内
      c）肺动脉流出道前或心脏前
      d）后前室间沟

续　表

C）Cx 起源于右前窦伴走行异常
　　（1）后房室沟
　　（2）主动脉后
D）LCA 起源于右前窦伴走行异常
　　a）后房室沟或心脏后
　　b）主动脉后
　　c）在主动脉与肺动脉之间
　　d）间隔内
　　e）肺动脉流出道前或心脏前
　　f）后前室间沟
（5）单一冠状动脉
2）冠状动脉固有解剖异常
　（1）先天性开口狭窄或闭锁（LCA、LAD、RCA、Cx）
　　A）冠状动脉开口凹陷
　　B）冠状动脉扩张或动脉瘤
　（2）冠状动脉缺如
　（3）冠状动脉发育不良
　（4）壁冠状动脉（肌桥）
　（5）冠状动脉走行在心内膜下
　（6）冠状动脉交叉
　（7）后降支异常起源于前降支或间隔穿支
　（8）PD 缺如（RCA 分裂）
　　　变异：PD（近段+远段）均起源于 RCA
　（9）LAD 缺如
　　　变异：
　　A）LAD+巨大第一间隔支
　　B）双 LAD
　（10）第一间隔支起源异常
3）冠状动脉末梢异常
　（1）微动脉/毛细血管分支不足？
　（2）RCA 瘘、LCA 瘘或漏斗状动脉连接到
　　A）右心室
　　B）右心房
　　C）冠状动脉窦
　　D）上腔静脉
　　E）肺动脉
　　F）肺静脉
　　G）左心房
　　H）左心室
　　I）多发,右心室+左心室
4）异常侧支血管

注：Cx＝回旋支；LAD＝左前降支；LCA＝左冠状动脉；PD＝后降支；RCA＝右冠状动脉。
a 如果存在单一开口，则这种模式被称为"单一"冠状动脉。

4. 结果

1 290 名患者（66.15%）存在冠心病（表 4 - 1）。男性冠心病的发生率（74.43%）高于女性（46.64%）（$P<0.0001$）。在 110 名研究患者（5.64%）中发现了冠状动脉异常（表 4 - 2）。这些冠状动脉异常在女性（7.57%）中比在男性（4.82%；$P=0.008$）中更常见（表 4 - 3）。冠状动脉异常患者（5.64%）中原发性心肌病（无冠心病时运动减退）的发生率并不显著高于普通研究人群。75 名患者（3.85%）的主动脉瓣异常是仅基于主动脉窦不对称做出的推测，可能为先天性的。在主动脉瓣异常的患者中，有 20 例（26.67%）还存在冠状动脉异常。冠状动脉异常在主动脉瓣异常患者中的发生率（26.67%）显著高于在冠心病患者（4.88%，$P<0.0001$）或在整个研究人群（5.64%，$P<0.0001$）中的发生率。与冠心病患者相比，无冠心病患者冠状动脉异常的发生率增加（8.64%；$P=0.001$）。88.98% 的患者人群为右冠状动脉优势型模式。左冠状动脉优势型患者只占 8.41%，而冠状动脉均衡型（右冠状动脉，回旋支）占 2.46%（表 4 - 2）。

5. 讨论

最常见的冠状动脉异常是右冠状动脉分裂（1.23%）和异位右冠状动脉（右窦）（1.13%）（表 4 - 2），这是超过 1.00% 的病例中仅有的两种变异。根据"发生率超过 1.00%"的标准，这些应该被认为是正常的变体。

因为只有 0.67% 的患者观察到没有左冠状动脉主干，按照该研究的标准，这种模式应该被认为是冠状动脉异常。0.87% 的患者出现冠状动脉瘘：这些通常是进入左心室的小的多发性瘘。然而许多血管造影的记录时间太短，无法识别出一些较小的瘘管。专门的前瞻性研究可能表明，在超过 1.00% 的正常心脏中存在小的冠状动脉-心腔瘘。

肌桥也可能出现类似的情况。在该研究系列中，只有 5 例（0.003%）发现了肌桥，但是当使用更精确、更具前瞻性的血管造影和解剖学技术时，这种变异的发生率大大增加。

在以往文献报道的冠状动脉造影研究中，冠状动脉异常的总发生率为 0.2%～1.5%，单个异常的频率不同，主要是因为使用了不同的方法和研究标准。而该研究人员在 5.64% 的冠状动脉造影中检测到冠状动脉异常，主要与该研究分析的细致性和前瞻性有关。

该研究有两个主要的固有局限性。首先，冠状动脉造影并不总是能够准确检测（或排除）一些可能与描述正常人类冠状动脉相关的解剖特征。其中特别提到排除某些可能或多或少影响冠状动脉形态的先天性心脏畸形。虽然冠状动脉造影可以可靠地排除大血管转位或共同动脉干等重大先天性缺陷，但这种方法可能无法发现轻微的主动脉瓣异常。研究人员对识别异常的主动脉窦特别感兴趣，因为主动脉窦的异常与冠状动脉起源的异常之间存在显著的关联。

其次,在该研究的患者群体中,冠状动脉造影的适应证是有冠心病的临床证据或推定为此类疾病。从理论上讲,先天畸形确实有可能使患者易患冠心病;如果是这样的话,该研究的人口特征并不能代表一般人口特征。为此,研究人员分别分析了冠状动脉异常亚组和冠状动脉形态正常的较大人群的冠心病发病率。尽管有这些局限性,研究人员认为血管造影是评估大型临床案例中冠状动脉异常频率的唯一实用方法。

6. 关于研究中的冠状动脉异常的解释

表4-4列出了正常人心脏冠状动脉异常的分类。临床中可能会有更多的冠状动脉异常,表4-4并未列出,该研究中也并未发现,也未见到任何相关的描述。例如,左前降支异常起源于后间隔支、房间隔内冠状动脉走行异常等。

研究人员建议的分类方案是基于血管造影医生的经验和对相关文献的全面回顾。在这种分类方法中,正常冠状动脉解剖的每一个特征都被视为潜在异常的标准。研究人员倾向于将传统标题"起源异常"和"走行异常"结合起来,因为只有当冠状动脉起源异常时(壁内或心内膜下冠状动脉除外),冠状动脉的近段走行才会异常。

4.3　冠状动脉起源和走行异常 ————————————————————●

1. 左主干缺如(左冠状动脉起源分裂)

孤立性左主干缺如是指左前降支和回旋支均直接从主动脉左窦中心段发出,没有共干。在2 000例连续尸检中,瓦洛达夫(Vlodaver)和同事在1%的病例中发现了这种异常。在对1 950例连续系列血管造影的前瞻性分析中,得克萨斯心脏研究所的研究人员得出结论,左主干缺如的发生率仅为0.67%,按照该研究的预先定义("发生率"超过1.00%的标准),这种情况应属于冠状动脉异常。当左前降支或回旋支在主动脉左窦外异位起源时,也应认为是左主干缺如(这种情况称为继发性左主干缺如)。当左前降支和回旋支都是异位起源时,如果左前降支和回旋支共用任意长度的近端动脉干,则为异位起源的左主干。孤立性左主干缺如的临床相关性是有限的,因为这种解剖模式本身预期不会产生任何功能性缺血效应。在左主干缺如的情况下,想要完成血管造影或者介入治疗,可能会需要使用特殊技术或导管进行选择性插管。在有共同的左主干的情况下,冠状动脉开口通常比预期的小,常规的预制指引导管可能会选择性地插入靶血管,导致其阻塞。通常,贾金斯左冠状动脉导管将选择性地插入左前降支,安普拉兹左冠状动脉导管将倾向于插入回旋支。

左主干缺如的患者在某些方面也是有益处的。例如,左主干缺如的患者不需要担心发生左主干狭窄这种严重的冠状动脉病变的问题。

2. 冠状动脉开口在正常主动脉根部内或其邻近的主动脉窦

主动脉根部冠状动脉起源的正常和异常的确切定义将需要从解剖学角度进行大规模人群的研究后才能得出,目前尚未有相关的研究和文献。但是在窦管嵴或交界处上方和(或)位于主动脉连合部附近起源的冠状动脉是异常的。主动脉连合部冠状动脉开口可能应被定义为距主动脉瓣连合处(或瓣叶三角形顶点)小于5 mm的开口。在这组异常中,高位起源往往与来自升主动脉的异位起源重叠。因此研究人员建议将低于"高位"1 cm的开口包含在这一组中;这一分类对于血管造影特别有价值,因为窦管连接处通常无法准确识别。

一种更难以发现的异常是在相应的冠状窦内异常低位起源。这种情况在解剖学和血管造影上是可以识别的,因为受累的开口靠近主动脉瓣基底部。常规使用的冠状动脉导管通常无法完成选择性插管,因为它们被设计成专门针对右和左主动脉窦的中段,更重要的是,因为这些异位冠状动脉的近段可能与主动脉壁相切,而不是正交的。这种异常的血管造影通常需要使用不止一根导管,且需要多次注射造影剂(包括采用非选择性造影以定位异常开口)以及延长导管操作和透视时间。

在这种情况下,这种异位动脉的近段沿切向走行,因此会导致开口部冠状动脉狭窄的发生率增加[涉及动脉粥样硬化和(或)先天性开口嵴或纤维增厚]。要正确显示此类开口,可能需要多个血管造影体位。切线起源似乎是冠状动脉阻塞性疾病的一个明确的解剖学危险因素。除此之外,除了冠状动脉成形术中插管困难外,这种异常显然不会引起任何临床反应。然而,主动脉瓣置换术通常是通过升主动脉窦管交界处正上方的主动脉切开术完成的,因此右冠状动脉的高位起点可能会干扰这一手术入路。如果事先发现这些异常(特别是在右冠状动脉起源位置较低的情况下),主动脉瓣假体环的植入就不会受到阻碍。

3. 冠状窦口在正常主动脉"冠状"主动脉窦外的异常位置

1)起源于右后主动脉窦(后窦)或其附近的异位冠状动脉开口:右后主动脉窦通常被称为后窦,开口于后窦中的冠状动脉罕见。将病例归入这一类别的基本条件是存在正常的三叶主动脉瓣。文献中报道的一些患者已经或可能有的实质性主动脉瓣畸形主要是二叶主动脉瓣型,在这些异常的大多数真实病例中,异位开口有一个连合位置:通常是左冠状动脉开口位于左后连合部的旁边。就开口位置而言,这种异常是良性的,除非它涉及切线起源。然而,这种异常通常都是切线起源,在这种情况下,就可能会增加开口狭窄和(或)增加痉挛的风险。在冠状动脉造影中,由于其意外的位置和切线或狭缝的性质,这种异常会导致选择性插管困难。当最初插管失败后怀疑这一异常时,推荐进行双平面主动脉造影。右前斜位和正侧位投影对确定左冠状动脉后方起源的意义最大。应该记录冠状动脉开口和主动脉窦之间的关系,最好使用头倾右前斜位投影,并进行选择性造影。对于选择性导管术,操作人员必须技术高超并且有足够耐心。安普拉兹或多用途(multiple)预弯导管造影成功的概率较高。或者,也可以用从肱动脉进入的索恩斯(Sones)导管进行尝试。此外,最近采用血管内超声来识别这种异常。

当贾金斯左冠状动脉导管不能实现选择性插管,且非选择性血管造影显示左主干较平常更长时,应注意排除这种异常。这种异常通常被认为是良性的,文献中只有 1 例左主干起源于非冠状动脉窦导致的临床事件,即在一名 12 岁的女孩身上发生了一次大的、致命的前壁心肌梗死。这种异常引起冠状动脉闭塞的机制可能是在异常血管的狭缝状开口内形成血栓。

这种冠状动脉异常的情况会给任何左冠状动脉分支的血管成形术带来不同寻常的困难,因为选择性插管困难,所以支撑力也不够稳定。

2) 起源于主动脉根部外、升主动脉内的异位冠状动脉开口：位于升主动脉根部外的异位冠状动脉开口可出现在不同的水平,但通常累及主动脉的前/左表面。在文献报道的罕见病例中,冠状动脉起源的位置可从窦管连接处上方到主动脉瓣上方几厘米的无名动脉起始处。这种情况不同于前面讨论的较轻微的异常,因为在这里,开口清楚地位于主动脉根部的窦管区上方;异位冠状动脉通常有狭缝状开口以及沿着主动脉壁的切线状近段走行,它们位于主动脉壁上,松散地附着在主动脉组织上。有时,冠状动脉近段位于主动脉壁内,并被套叠 0.5~5.0 cm。一旦异位冠状动脉到达心外膜表面,它就会恢复到正常的位置和路线。右冠状动脉是最常见的起源异位的动脉,但左冠状动脉(或分别为左前降支和回旋支)也可能起源异位。虽然异位近段动脉的走行本身并不是一种病理状态,但可能是因为流变因素和异常剪切力,这部分动脉容易出现更活跃的动脉粥样硬化积聚,尤其是在开口处。

这类冠状动脉异常的血管造影常常具有极高的挑战性且难以完成。应该在准备造影之前提醒血管造影师,在预期位置没有冠状动脉开口。在这种情况下,血管造影医师第一步是要排除开口闭锁或闭塞,如从对侧开口或圆锥支逆行显影远端"缺失的"动脉。第二步是要排除相应供血心肌的坏死,可以假设闭塞而没有侧支循环充盈。此时经常需要进行双平面主动脉造影甚至进行非选择性造影以显示异常血管。根据双平面主动脉造影资料,升主动脉,特别是前外侧段,应使用特殊的导管探查,以识别和选择性插管以进入异位开口。基于这一目的,最有用的导管是索恩斯、多用途和安普拉兹(尤其是曲线较短的左侧)导管,只有偶尔才会使用常规的贾金斯导管。一旦异常冠状动脉被选择性插管,必须在多个投照体位下进行血管造影,尤其是那些显示近段切向切面的体位,以便明确有无开口狭窄。

对这些开口异常的血管施行血管成形术可能会相当困难,因为不寻常的开口特征(内在梗阻、狭缝状开口和切向近段走行)使血管造影医生无法使用较大的指引导管进行选择性插管。如果没有提前发现问题,这种类型的冠状动脉可能会在心脏手术期间产生意想不到的问题。为避免损伤异常动脉,在仔细解剖异位血管后,尤其是在主动脉瓣置换术中,应在比平时更高的水平上进行主动脉切开术。

　　冠状动脉异位的风险增加与先天性主动脉瓣畸形相关,因此对于此类主动脉瓣畸形,即使没有冠状动脉阻塞性疾病的临床证据,也必须通过选择性血管造影进行充分的术前评估,常规的超声心动图很少能发现这种畸形。

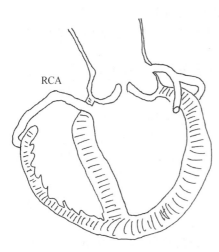

图 4 - 11　右冠状动脉异常起源于左心室瓣下流出道

这种异常可能代表右冠状动脉开口最极端的足侧移位;RCA = 右冠状动脉

　　3) 起源于左心室的异位冠状动脉开口:仅有少数报道成人右冠状动脉起源于先天性关闭不全和(或)狭窄的主动脉瓣下方的正常左心室瓣下流出道(图 4 - 11),这种情况应严格定义为起源于左心室的滋养冠状动脉(向心肌提供血流)。这一定义排除了不相关的异常,如主动脉-左心室瘘和窦状冠状动脉侧支。只有在存在严重的先天性狭窄或闭锁的情况下,在左心室发育不良的范围内才会出现这种异常,这构成了左心室负荷过重时的排泄机制,就像室间隔完整的肺动脉闭锁患者的右心室一样。在这种情况下,左心室小梁间隙和正常起源的心外膜冠状动脉(可以是狭窄的或闭锁的)之间的交通代表先天性侧支循环或替代循环,因此应该被视为与冠状动脉的原发性异位不同的情况。

　　特别是在没有明显主动脉瓣关闭不全的情况下,起源于左心室的异常动脉会出现舒张期血流流入左心室的情况,而对侧的正常起源的冠状动脉则会出现通向异常动脉的侧支血流。在这种情况下,异位开口的选择性插管预计会异常困难。而此时供血心肌的缺血效应可能是非常明显的,特别是通过核素显像的方法进行检测时。

　　4) 起源于右心室的异位冠状动脉开口:冠状动脉起源于右心室通常是对一种复杂先天性心脏病的误称,在这种先天性心脏病中,肺动脉闭锁和完整的室间隔与多个右心室窦同时存在,这些右心室窦在收缩期功能性地将血液排入邻近的冠状动脉血管;但在舒张期,这些右心室窦又会将冠状动脉血液回流入右心室,与流向心肌提供营养的血流发生竞争。这种情况从未在其他正常心脏中观察到。

　　5) 起源于肺动脉的异位冠状动脉开口:作为一种常见于儿童年龄组的主要冠状动脉畸形,起源于肺动脉的异位冠状动脉开口将在后文进行更深入的讨论。本部分涵盖了关于这种情况的一般解剖学和病因学方面的考虑。

　　异位冠状动脉起源于肺动脉被定义为在解剖学上携带营养血流的冠状动脉起

源于肺动脉主干。事实上,在某些冠状动脉瘘的情况下,冠状动脉也与主肺动脉(或其分支)相连。而从主肺动脉发出的圆锥支的异常起源可能导致在血管造影和解剖学上都出现类似于冠状动脉瘘的情况。有趣的是,在异位冠状动脉起源于肺动脉的情况下,管腔内的血液流向肺动脉,同冠状动脉-肺动脉瘘一样。然而,在这种情况下,血流来自对侧正常起源的冠状动脉;而在冠状动脉-肺动脉瘘中,血流来自具有瘘管交通的主动脉上的冠状动脉开口。

已有以下形式的一个或多个冠状动脉异常起源于肺动脉的病例报道:

(1) 起源于后向窦、肺动脉干或分支的左冠状动脉异常(为最常见的形式,缩写为 ALCAPA)。

(2) 起源于肺动脉(后向窦)或其中一个分支即回旋支动脉(孤立的)。

(3) 起源于肺动脉后向窦的左前降支(孤立的)。

(4) 右冠状动脉起源于肺动脉前向窦或肺动脉干或其分支。

(5) 从肺动脉同时发出右冠状动脉和左冠状动脉(有时起源于单一共干)。

(6) 从肺动脉前向窦发出的小分支(右侧漏斗支或圆锥支)。

偶尔可以观察到肺动脉壁上的冠状动脉开口狭窄,这种狭窄包括嵴或纤维堆积,可能会显著减少瘘管血流。

整个左冠状动脉起源于肺动脉(ALCAPA)时具有独特的临床特征,后文将对此进行讨论。在文献和临床实践中,已经提出了几种 ALCAPA 的分类标准,主要是为了区分具有不同预后和治疗意义的 ALCAPA 亚型。这种异常的临床表现和解剖生理形式不能用术语"婴儿"或"成人"或类似的模糊描述词来充分描述,而需要更复杂的术语。

ALCAPA 在临床表现、预后、治疗的最佳选择和时机方面差异很大。它的治疗取决于解剖、功能和多个临床变量,包括以下因素。

(1) 冠状动脉优势模式(右冠状动脉越大,单纯结扎异位血管的效果和总体预后越好)。

(2) 异位开口阻塞(阻塞越严重,自然预后越好)。

(3) 获得性冠状动脉阻塞性疾病的程度(病变越广泛,心肌缺血越严重)。

(4) 心肌需氧量(与左心室扩张、左向右分流和二尖瓣反流继发的舒张期容量超负荷及全身血管收缩有关)。

(5) 肺动脉压(压力越高,瘘管流量越低)。

(6) 体重和生活方式。

6) 右冠状动脉、左前降支或回旋支异常起源于肺动脉:这 3 种异常中的每一种都有不同的病理生理后果和临床表现。右冠状动脉起源于肺动脉已在一些孤立病例报告中被描述。在大多数情况下,异位开口被描述为位于右前肺动脉窦,右冠状动脉占优势,发出后降支。在这种情况下,左冠状动脉和右冠状动脉之间的侧支循环遵循冠状动脉粥样硬化性闭塞的模式：心房支、圆锥支、右室前支和间隔支在个别病例中可能对侧支循环有不同程度的供血。间隔支通常是侧支血流的主要来源（从左前降支到后降支），这些增大的血管及其瘘管血流不仅在血管造影中突出显示出来，而且在超声心动图和多普勒探查时也会显示出来。在成人中，这种情况通常是因为心脏杂音或对获得性冠状动脉阻塞性疾病进行血管造影而被发现，但一些患者报告有心绞痛症状（通常症状不典型）或有无症状性缺血，后者表现为负荷试验阳性而无心绞痛。

心肌损伤偶尔会导致儿童的充血性心力衰竭。右冠状动脉起源于肺动脉的大多数成人患者左、右心室功能正常，尚无与此异常相关的猝死报告。手术治疗类似于 ALCAPA；事实上，第一例通过手术将起源于肺动脉的异常冠状动脉重新植入主动脉的患者就是异位右冠状动脉患者。异位冠状动脉开口位于毗邻主动脉的前窦，大大加快了手术矫正的速度，而且手术时通常不需要体外循环。

孤立性回旋支或左前降支可能异常起源于肺动脉。这些反常现象罕见，但在文献中有记载。

左前降支或回旋支起源于肺动脉都同时属于左主干缺如，因为两支左侧动脉中只有一支是异位的，而另一支起源正常，因此没有共用主干。因为有一支动脉起源正常，所以就其临床表现而言，这两种患者症状比 ALCAPA 症状要轻得多：缺血的危险区域更有限，侧支循环的来源更丰富。事实上，右冠状动脉和正常起源的左冠状动脉分支都提供侧支血流。仅有 1 例左前降支起源于肺动脉发生临床缺血导致心肌梗死的报告。临床表现通常包括心脏杂音（通常是收缩期的，但也可能是持续性的），不典型的心绞痛，以及意外的负荷试验或血管造影异常。虽然没有与这些异常有关的猝死报告，但这样的心血管事件是有可能发生的，特别是在剧烈运动期间。

异常左前降支开口通常位于左后窦，紧挨着主动脉（在对向窦），通常可以借助体外循环和肺动脉横断术将其移植到主动脉内。异位回旋支动脉起源于肺动脉分支（右近端或左近端）更常见，重新植入时需要仔细地剥离。

与 ALCAPA 不同的是，冠状动脉瘘心肌缺血表现往往更有限，只有在最大限度运动的情况下才会发生心脏缺血。通常相对阻塞的异位冠状动脉开口也会限制冠状动脉瘘瘘管内血液的流动。绝对血液流量可能是受累血管逐渐扩张的内在机制。

虽然从肺动脉发出的异位冠状动脉通常要接受外科修复，但修复的必要性还没有得到一致认可。在没有主要临床表现（复发性心绞痛、心肌梗死、室性心律失常、晕厥或猝死）的情况下，起源于肺动脉的异常冠状动脉本身可能不是手术的必然指征，特别是在异常起源血管是较小的血管时，如非优势型的右冠状动脉或回旋支。在这种情况下，成人患者的负荷试验往往没有可逆性缺血的表现，因为陈旧的瘢痕组织和（或）丰富的侧支循环为相应的心肌组织供血的情况存在，所以在核素成像上经常发现轻度的固定性心肌摄取缺陷。在这些病例中，扩张的冠状动脉有进行性增大的可能，并伴有内膜改变、附壁血栓形成和（或）加速动脉粥样硬化的风险。由于存在这样的风险，大部分外科医生倾向于鼓励早期干预（在儿童时期或患者青少年时期），否则成年进行手术矫正后，血流增加导致极度扩张的血管将转变为血流正常的动脉瘤血管，会因存在附壁血栓形成的风险而导致持续不良的预后。纠正这种异常后，年轻患者的冠状动脉扩张可能会逆转，但老年患者的冠状动脉扩张一般不会逆转。即便不能作为证据，很多未经治疗的老年患者能够存活也显示出这种异常的良性性质。对于年龄较大的患者，手术风险更大而潜在获益更少，这导致许多医生倾向于药物治疗，一些外科医生倾向于对异位血管进行简单结扎，而不是更复杂的再植。

7）起源于主动脉弓、无名动脉、右颈动脉、胸廓内动脉、支气管动脉、锁骨下动脉或胸主动脉降支的异位冠状动脉开口：有文献罕见地报道了人体冠状动脉起源于主动脉弓、无名动脉、右颈动脉、胸廓内动脉、支气管动脉、锁骨下动脉、胸主动脉或降主动脉的案例。这些报道案例中的患者大多数都伴随有严重的先天性心脏缺陷。

在这种情况下，人类心脏的近端冠状动脉主干异位在多种动物心脏上则是看到正常冠状动脉模式。应严格审查冠状动脉起源于支气管动脉的报道（另见冠状动脉-支气管瘘），因为：支气管动脉和冠状动脉通常承受相同的体循环压力，如果没有先天性冠状动脉阻塞或倒置的动脉导管未闭导致的超体循环的肺动脉压（通常见于左心发育不全综合征），就不会见到血流。冠状动脉异常起源于体循环的情况不复杂时，通常不会出现心肌缺血效应。

8）冠状动脉异常起源于对侧主动脉窦：如前所述，右冠状动脉、左冠状动脉、左前降支和回旋支是根据它们的分布区域而不是起源来定义的。当冠状动脉从与正常窦相反的主动脉窦异常发出时，动脉的固有名称和性质（或功能）保持不变，只有其起源和近段走行是异常的。这些异常的特点是从对侧的主动脉窦发出一条"正常"冠状动脉，因此明确界定冠状动脉的分布区域是很重要的。

从分布区域的概念上讲，人类心脏有 3 条冠状动脉：右冠状动脉、左前降支和回旋支。

右冠状动脉实质上是在右房室沟内走行并向右心室游离壁提供营养分支的动脉。供应右心室圆锥或漏斗的分支通常直接来自右主动脉窦，其并不是右冠状动脉的重要组成部分。窦房结支或房室结支和后降支也是如此，所有这些分支都可能存在起源异常，但并不改变右冠状动脉的性质。

同样，左前降支实质上是沿着前室间沟走行的动脉，并向大部分前室间隔提供穿支。左前降支不一定要发出对角支（尽管通常有对角支）或到达心尖，但左前降支主要在心外膜下前室间沟走行，这是其必不可少的特征。在没有心外膜下前动脉的情况下，完全在心肌内走行的较大的第一间隔支虽然提供了大部分前间隔支的供血,但其仍然被认为是一种异常。

最后,回旋支实质上是沿着左房室沟向左心室游离壁提供分支,供应心脏钝缘的动脉。回旋支实际供血区域的确切范围还只是一个传统的共识,尚未有权威的界定。

对于冠状动脉起源于对侧主动脉窦的异常病例,应特别注意开口位置和解剖、交叉径路,以及病理生理和临床后果。

4. 单一冠状动脉

当单一的主动脉开口或起始点为所有的冠状动脉分支提供血流时,这种情况通常被称为单一冠状动脉。它包括一组冠状动脉起源的混合异常,其唯一的共同点是存在单一主动脉开口。在总体人群中,单一冠状动脉的发病率约为 0.024%,所以这种情况显然是一种异常。

在大多数被诊断为"单一左侧冠状动脉"的病例中,经过彻底的解剖研究,会发现在右窦存在另一个小开口,发出一个圆锥支或漏斗支。在这种情况下,单一冠状动脉的诊断仍然是正确的,因为右冠状动脉(就其本质而言)来自左侧开口。在单一右侧冠状动脉的病例中,无论多么小的冠状动脉都没有从左窦发出的现象。

单一冠状动脉的主要分类应基于单一开口(在右前窦、左前窦或异常位置),而不是单一动脉本身的性质。确实,异常血管的单一近段干不应根据起始点而命名为右冠状动脉或左冠状动脉;相反,它应该被认为是一种共用混合干,因为它同时产生了左、右冠状动脉分支,按照之前我们关于正常冠状动脉的定义,应根据各自的分布区域加以标记。

下面列出的所有组合都可能出现,其中大多数已经在文献中报道过。这些组合应根据它们的开口位置、起源顺序以及异常冠状动脉分支的近段路径来进行描述。

单一冠状动脉:分类标准

起源窦

(1) 右前窦。

(2) 左前窦。

(3) 后窦。

(4) 异位,位于以下 3 条动脉。

　　1) 升主动脉。

　　2) 体循环动脉。

　　3) 肺动脉。

由近段主干产生的异位分支走行的路径(注:任何个案都可能涉及不止一条异常路径)。

1) 心脏后(回旋支、左冠状动脉或右冠状动脉)。

2) 主动脉后(回旋支、左冠状动脉或右冠状动脉)。

3）主动脉前（左冠状动脉或右冠状动脉）。

4）间隔内（左冠状动脉、左前降支或右冠状动脉）。

5）心脏前（左冠状动脉、左前降支或右冠状动脉）。

不包括以下几种类似单一冠状动脉的情况：冠状动脉异位起源于对侧冠状动脉窦，但具有与正常冠状动脉开口相邻的另一个开口。为了确定单一冠状动脉的诊断，血管造影术者和解剖学家应该证实：① 在一个窦内存在一个单一开口，同时在另一个窦内没有开口；② 没有任何异位的其他冠状动脉起源。这一过程对解剖学家来说非常简单，但对血管造影术者来说可能比较困难，因为他们可能在确定所研究的动脉确实供应整个心脏并且不存在其他异位冠状动脉时遇到困难。

从功能上讲，单一冠状动脉与异位冠状动脉起源于对侧窦但有单独的开口具有本质上相同的临床意义；然而，单一冠状动脉不像独立开口的异位冠状动脉那样容易发生切向起源或开口嵴病变。冠状动脉血流不受单一的近段混合干的影响，除非近段混合干存在先天性或获得性梗阻性疾病。在这种情况下，血流动力学的影响是相当严重的，因为整个心脏都可能缺血，且没有任何可能的侧支循环来源。虽然尚无明确的研究，但动脉粥样硬化疾病的发生率在混合干中似乎没有增加。单一异位冠状动脉开口确实更容易发生先天性（开口）或获得性阻塞性疾病，但这种异常的罕见性妨碍了对其进行充分的分析。

在冠状动脉成形术中，只有一条冠状动脉的患者需要进行一些轻微的调整。在单一开口的情况下，即使是暂时性的开口阻塞（通过大的指引导管或任何其他器械，如大的定向动脉粥样硬化切除装置）也难以耐受，并可能导致症状（心绞痛、呼吸困难、轻度头痛）以及包括血压在内的重要生理参数的变化。

一般来说，即使使用支架，共用干血管成形术也是绝对禁忌的，这不仅是因为其增加了围手术期的风险，更重要的是因为术后再狭窄导致猝死的风险（这种风险预计比左主干血管成形术后还要高）。

在冠状动脉搭桥术中，单一冠状动脉的存在不应影响任何技术决定，除非暗示绝对需要尽可能多的动脉血管。近段混合干阻塞在这方面尤其相关，因为它往往在成功的搭桥术后不久进展为完全闭塞。与静脉移植物相比，动脉移植物有望提供更持久的通畅管道。如果移植物闭塞最终真的发生，很可能是致命性的，因为存在天然循环的完全闭塞。

4.4　冠状动脉异常开口位置和解剖

起源于对侧主动脉窦的异常冠状动脉可直接起源于主动脉，也可以通过混合主干与通常起源于该窦的冠状动脉联合出现,这时就变成只有一条冠状动脉。当异常冠状动脉有一个独立的主动脉开口时,通常它毗邻正常起源于该窦的冠状动脉开口;而且,独立的额外开口常常有狭缝状外观,并且存在固有病变的可能性增加。偶尔也可观察到异常近段主干套叠在主动脉壁内。

4.5 冠状动脉异常交叉径路

从对侧主动脉窦发出后,异常冠状动脉可以选择至少5条(或6条)交叉路径中的1条,而不是某些文献中所说的4条。这些路径中的每条都有一种独特的、一致的局部解剖结构(图4-12)。

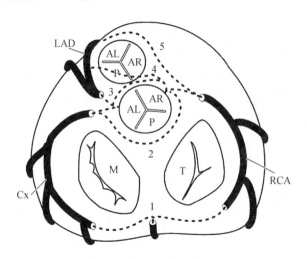

图4-12 概念图显示了右冠状动脉、左前降支和回旋支可能与相应冠状动脉相连接的大多数可能路径(路径1~路径5)

路径:1=心脏后;2=主动脉后;3=主动脉前或主动脉、肺动脉之间;4=间隔内;5=肺动脉前(心脏前)。主动脉瓣和肺动脉瓣均根据其空间位置进行标记:AL=左前侧;AR=右前侧;P=后侧;M=二尖瓣;T=三尖瓣;RCA=右冠状动脉;Cx=回旋支;LAD=左前降支

路径1可以被标记为心脏后,以区别于路径2(主动脉后)(两个路径一般都是"后"路径)。心脏后路径位于三尖瓣和二尖瓣后面,在后房室沟内。它经常难以识别,但它是一条重要的路径。有些人认为,因为没有右冠状动脉起源于主动脉前窦,当异常的右冠状动脉走行于这一路径时,它就构成了一支到达右室圆锥的超优势型回旋支的终末分支,有些人称这种情况为单一左冠状动脉。而研究人员反对这种命名方法,因为它错误地暗示这些患者没有右冠状动脉。然而实际上,尽管开口及近段走行异常,但根据"由供血的心肌确定动脉命名"的原则,这些患者的右

冠状动脉发育正常,只是起源异常。

当回旋支和右冠状动脉共同从主动脉前窦发出并向后(房室瓣后)走行时,延伸至心脏十字交叉的异常主干事实上是一条右冠状动脉与回旋支的混合主干,而不是简单的右冠状动脉。同样,从左后窦发出的冠状动脉事实上是左前降支,而不是真正的左冠状动脉,并且没有左主干。因此,在这种情况下,诊断为左主干缺失,回旋支起源于右冠状动脉远段。

同理,整个左冠状动脉可能与右冠状动脉一起从前窦发出,并在房室瓣后方走行。在这种情况下,近段的主干是混合共干,而不是一个"单一的右冠状动脉"。远段到达心脏十字交叉的主干事实上是左冠状动脉,它先形成回旋-钝缘支,然后形成左前降支系统。同样,有些人将这种情况称为单一右冠状动脉,上述对该术语的反对意见也适用。

路径 2 为主动脉后异常径路(图 4-12),是最常见的与交叉径路异常相关的路径,特别是涉及回旋支起源于主动脉前窦。这一异常在普通人群中的发生率为 0.1%~0.9%,其包括回旋支在右冠状动脉开口附近有一个单独的起源,以及回旋支与右冠状动脉共同起源于一个较短的混合主干。异常的主动脉后回旋支路径与主动脉后壁相邻,位于心房和主动脉之间的沟(横窦)内,最后到达左房室沟的正常位置,呈现出病理性的血管造影特征。心脏外科医生应该特别注意这种异常的冠状动脉路径,因为在瓣膜置换术中在主动脉或二尖瓣环处缝合可能会损伤异常血管。否则,这种异常本身预计不会产生任何临床后果。

当右冠状动脉起源于主动脉左窦(直接起源,或更常见的是来自共同的混合主干)时,或者当整个左冠状动脉起源于前窦时,也可以观察到同样的主动脉后路径,但这种情况不太常见。然而,当左前降支为孤立的异位起源时,看不到主动脉后路径。

路径 3 为主动脉前或主动脉、肺动脉之间异常路径(图 4-12),走行于"主动脉和肺动脉之间"。这个术语暗指异常的右冠状动脉、左前降支或左主干(但不包括孤立的旋支动脉)在心外膜下穿过主肺动脉间隔或间隙。胚胎学上,主肺动脉间隔最初是完整的,由分隔原始共干的主干突起或隆突形成。

事实上,可以观察到冠状动脉穿过胚胎性主肺动脉间隔区,这证明了对近段冠状动脉解剖学的定义更晚,这发生在动脉干间隔完成很久以后。这条路径通常会导致冠状动脉开口异常,但它极少涉及收缩期压迫(不像路径 4 是走行在心肌内的,此路径收缩期血管会受到心肌压迫)。

右冠状动脉、左前降支或左主干穿过主肺动脉间隔被认为是临床缺血性表现和(或)猝死的罪魁祸首。

路径 4 为间隔内路径(图 4-12),主要位于上、前室间隔内(胚胎学上来自锥形间隔)。该路径与左侧的心外膜下冠状动脉系统在前室间沟上部相连接,左前降支在这里与异常动脉干(异常动脉干从不直接连接左主干或回旋支)相遇。这种异常路径大部分走行于壁内(心肌内),由于收缩期血管会变窄,与肌桥的表现一致,血管造影经常发现。在基于血管造影资料的鉴别诊断中,这两个特征(心肌内病变和间隔血管起源)应被认为是路径4的特征(而不是路径3或路径5的特征)。无论异常血管是右冠状动脉、左前降支还是左主干,它都立即出现在心外膜右侧,超过室间隔水平。异常动脉继续前行,直到连接正常的远段右冠状动脉(异常右冠状动脉时)或邻近右冠状动脉的主动脉开口(异常左前降支或左主干时)。这种异常路径有时被称为嵴上型,但这种命名是错误的,因为异常血管位于右心室室上嵴后,并没有直接穿过室上嵴(图4-12)。

路径5为肺动脉前(心脏前)路径,其特征是位于心外膜下,位于右心室流出道前壁或漏斗部前方。同样,异位右冠状动脉、左前降支或左主干均可采用此路径,但孤立的异位回旋支不会采用此路径。这在法洛四联症患者中尤其常见,其中左前降支异位起源于右窦,并在发育不全、狭窄的肺动脉漏斗部前方走行。异位左前降支或左主干的右侧连接点通常是近段右冠状动脉;另一种情况是异常动脉可直接与邻近右冠状动脉开口的另一主动脉开口相连。如果前方(肺动脉前)走行的异位血管是右冠状动脉,它起源于左前降支近段(而不是左主干),穿过肺动脉漏斗部,并迅速进入右房室沟,从该点开始恢复正常走行。心脏前异常走行的血管经常发出漏斗支,但从不发出间隔支。

如果认为心尖路径可以构成另一种异常起源的路径,如后降支起源于左前降支或左前降支起源于后降支,则可以假定心尖路径为第六种异常路径。

在许多情况下,患者会同时有多条交叉路径。交叉路径的病理生理学意义将在后文进行探讨。

4.6　冠状动脉固有解剖异常

1. 先天性开口狭窄或闭锁

文献中偶有报道冠状动脉开口闭锁、因位于或靠近主动脉的开口的膜性或纤维性隆起而使开口狭窄。在开口闭锁的情况下,从主动脉侧只能看到一个浅凹。组织学上,如果梗阻成分是先天性的,它就是由纤维组织组成。在血管造影、手术或尸检中观察到的狭窄,其性质(先天性与后天性)可能存在争议。这种情况可能与冠状动脉异常有关,有时涉及冠状动脉的切线起源。实际上,动脉粥样硬化的生长可能发生在生命早期的先天性开口处纤维斑块的部位。冠状动脉开口或近端闭锁常伴发位于室间隔完整的肺动脉闭锁;在极端情况下,右冠状动脉和左前降支都可能受到窦口闭锁的影响。孤立的冠状动脉开口闭锁(完全闭锁)可能代表了主动脉上的冠状动脉开口不正常形成的极端程度,它的存在常常引起两个问题:第一,这种情况是先天性的还是后天性的;第二,更重要的是,它是真的开口闭锁还是起源异常。先天性病例可视为新生儿或胎儿获得性开口闭塞,发生在正常冠状动脉远段发育之后(然而,这种闭塞很可能发生在胚胎发育之后)。左冠状动脉系统的开口闭锁可能不仅发生在主动脉连接处,也可能发生在左主干分叉处,也就是回旋支和左前降支动脉与左主干发生胚胎学融合的部位。

闭锁动脉的侧支循环是在产前建立的,由邻近的冠状动脉提供。与冠状动脉的异常起源不同,这种异常包括以下一个或多个特征。

1) 存在不止一个侧支连接。

2) 近段闭锁动脉(靠近闭锁处)的直径大于中段或侧支。

3) 闭锁血管的近端解剖特征是毗邻主动脉窦的无效腔或盲囊。

4) 在负荷试验中,供血的心肌区域可能表现为缺血性损伤或可逆性缺血,表明阻塞起病较晚,侧支循环不足以达到最大限度。

5) 开口闭锁的部位有时可辨认为相关主动脉窦中的一个浅凹。

心肌纤维化和节段性运动减退在这些病例中较常见,提示早期心肌发育可能是正常的,冠状动脉狭窄或闭锁是在胎儿生命后期或新生儿期发展或进展的。在涉及原始闭锁的冠状动脉近端形成(胚胎时期)的病例中,可能会发现受影响动脉的异位起源和依赖心肌的正常发育。冠状动脉"隔离"是开口闭锁的一种变异,是由于异常的主动脉瓣与主动脉窦壁并置而导致位于其内的冠状动脉开口闭塞。

1) 冠状动脉开口陷凹:在文献中,术语"冠状动脉开口陷凹"被用来指一种异常发现,即主动脉窦处的主动脉壁凹陷,而没有功能性冠状动脉起源。这里的陷凹指的是与单一冠状动脉开口相对的主动脉窦或正常双冠状动脉心脏的无冠(右后)窦中部凹陷而不通向冠状动脉的病例。虽然这个陷凹可能是胚胎学冠状动脉芽的残留物,但它的发育意义尚不清楚,特别是有一些证据表明,原始的冠状动脉网络似乎在没有主动脉壁本身独立、积极参与的情况下诱导穿透主动脉壁。

2) 冠状动脉扩张或动脉瘤:被定义为正常冠状动脉的局限性扩张。使用多普勒冠状动脉血流导丝测量冠状动脉瘤血流速度的研究发现,扩张部位的峰值流速明显降低,这有助于确定扩张的特征。应该考虑到冠状动脉血流储备的最终减少可能不仅与获得性狭窄的发展有关,还可能是因为存在附壁血栓及远端栓塞。动脉瘤破裂也是一个可能的并发症,特别是在已有退化的动脉壁上存在较大病变的情况下。

解剖学上,冠状动脉扩张可分为两种类型:原发性和继发性。在原发性扩张中,局限的冠状动脉段与邻近的节段相比有不成比例的直径增加和局部的血流速度降低,血管造影显示造影剂流线形和缓慢流出。形态学上,扩张被定义为冠状动脉段直径较正常增加>50%。在个别病例中,区分原发性、先天性和获得性(动脉粥样硬化)扩张可能相当困难。

相比之下,继发性扩张的特征是冠状动脉扩张呈弥漫性(相对于依赖的心肌区域),继发于血流增加或冠状动脉瘘。在这里,我们指的不是与心肌肥厚相关的轻微的冠状动脉扩张(如主动脉瓣狭窄患者或运动员心脏),而是特指与冠状动脉瘘相关的血流量大幅增加的形式。在这种情况下,冠状动脉直径增大实际上是为了适应增加的血流量,只是相对于营养心肌的流量来说,这种直径增大是过度的。冠状动脉血流速度实际上是增加的,而不像原发性扩张那样冠状动脉血流量是降低的。另外,不成比例的、局部的冠状动脉瘤扩张通常见于 ALCAPA 和有较大冠状动脉瘘的老年患者。

原发性或继发性冠状动脉扩张的患者通常有高度异常的固有冠状动脉壁解剖,伴有中层变性、内膜增厚,最终形成溃疡和附壁血栓,即使在儿科患者中,先天性原发性冠状动脉瘤也经常很难与由中层变性引起的获得性动脉瘤(如川崎病的动脉炎)区分开来,成人患者的这种区别更加模糊,组织学表现仅在该病的急性期具有代表性。有明确记录的动脉炎病史和随时间逐渐消退的冠状动脉瘤可以被认为是获得性病因学的有力证据。

2. 冠状动脉缺如

冠状动脉缺如通常是一个用词不严谨的命名术语,用于在缺乏足够文件资料的情况下识别明显"丢失"的冠状动脉或分支。真正的(胚胎学的)先天性冠状动脉缺如预计会导致其供血的心肌发育不全,这是由胚胎发育过程中缺乏必要的营养物质造成的。

正如利奇曼(Leachman)所提出的,某些 X 综合征(无冠状动脉阻塞时的心绞痛和心肌缺血)可能是由于每根心肌纤维的毛细血管数量缺陷所致。这种综合征从来没有明确的文献记载,与文献中所说的"冠状动脉缺如"并不相同。

在冠状动脉造影方面,冠状动脉明显缺如的最常见原因是冠状动脉异位、冠状动脉闭塞并缺乏明显的侧支逆行充盈或另一种冠状动脉系统分布型,这些在冠状动脉造影上可能无法识别。尽管文献中有零星病例报道冠状动脉缺如可导致胸痛、心肌病或心肌梗死,但冠状动脉缺如从未被确定为特定的先天性异常。

3. 冠状动脉发育不良

文献中有几篇报道提到了一种定义不清的冠状动脉发育不良。正常的冠状动脉大小应该根据静息代谢需求和冠状动脉储备来定义。心外膜冠状动脉分支相对于供血的心肌床、区域或毛细血管网络而言,通常会保持理想的管腔直径比。Gould 的研究认为,血流速度是衡量血管直径的最实用参数:高于正常血流速度意味着血管直径与远段小动脉-毛细血管网络相比受到限制。然而,这种测量以前是相当不切实际的；直到血流速度测量导丝的引入，才使得这种测量在临床上成为可能，但是其目前还没有被用来证实冠状动脉发育不全。更实用的诊断方法可能是同时具备以下两个条件：① 冠状动脉造影显示出"发育不良"的冠状动脉分支（相对于供血心肌的表观面积直径较小）；② 在心肌核素负荷试验中显示局部可逆性缺血（冠状动脉储备减少）。在文献中没有任何病例可以根据这些综合证据来可靠地诊断发育不全，因此，我们应该对任何将冠状动脉小动脉描述为病理性先天性实体的报告都持怀疑态度。在大多数情况下，供血的心肌床实际上是由其他来源（不寻常的冠状动脉模式）提供的，或存在冠状动脉痉挛或弥漫性疾病。罗伯茨（Roberts）和他的同事根据"缺乏优势血管"的可疑标准，在 3 400 例连续尸检中观察到 8 例（0.24%）右冠状动脉或回旋支"发育不良"。

4. 壁冠状动脉（肌桥）

在解剖学基础上，人类心脏的一般规律是，大冠状动脉及其分支位于心外膜下间隙的疏松结缔组织中。然而，间隔支通常位于心肌内，超过 1% 的病例还发现其他通常位于心外膜下的分支位于室壁内。

在几种哺乳动物和鸟类中，大多数冠状动脉位于心肌内，显然没有不良的功能后果。在定义和讨论人类的肌桥时，以下 3 个因素是相关的。

（1）病因学方面的考虑：肌桥是由什么构成的？这是一种异常吗？

（2）功能方面的考虑：肌桥能致病吗？

（3）预后方面的考虑：肌桥是否会导致意想不到的病理事件，如痉挛、血栓形成或动脉粥样硬化改变？

壁冠状动脉被定义为具有一段长度可变的心肌纤维覆盖但位于心包下的冠状动脉。这些纤维构成"桥"，而其下的冠状动脉段不是桥，而是"桥下动脉"。正如波拉克（Polacek）详细报道的那样，使用显微镜进行的精细解剖显示，心肌纤维覆盖其他心外膜下冠状动脉或分支的发生率很高。

在临床血管造影研究中，冠状动脉心肌内走行的检测依赖于收缩期的压缩，即在心肌收缩过程中出现的管腔狭窄（"挤奶效应"）。冠状动脉的时段性狭窄也可能发生在其他情况下，如室壁瘤或心包纤维带的存在。这种血管造影中的标志性现象高度预测心肌内冠状动脉的走行，但实际上在解剖学上只有少数可以检测到冠状动脉的时段性狭窄。使用血管扩张剂（通常是冠状动脉内注射硝酸甘油，剂量为 100~300 μg）极大地促进了血管造影对收缩期狭窄的识别。此外，涉及的血管的多体位血管造影视图可以增加相关信息。收缩期狭窄通常被认为是由心肌纤维对冠状动脉的压迫所致，心肌纤维相对于心脏呈圆周方向走行分布（与受累血管呈切线方向），通常在与受累动脉所在的心肌壁相切的投影中表现最好。壁冠状动脉节段的一个不太可靠的间接指标是"U 形征"，这是由于动脉从其心外膜位置向心肌方向的亚临床性地下降引起的。在更严重的肌桥中，受累冠状动脉节段上的心肌束较厚,受累动脉可能被圆周方向走行分布的肌纤维包围。

血管内超声或冠状动脉血流速度测量导丝,可以更精确地检查心肌内冠状动脉,因为这些成像方法可以识别冠状动脉横截面和血流速度的相位变化。然而,相对僵硬的血管内诊断装置可能会通过拉直动脉的 U 形走行和导致痉挛或异常压迫而造成伪影。根据最近的一些血管内超声研究,收缩期血流的挤奶效应可能涉及血管管壁的周长和不对称扁平,这可能取决于心肌桥的深度。

根据解剖和血管造影研究,这种情况到底是冠状动脉异常,还是一种不常见的正常变异,似乎是可以回答的:肌桥存在于超过 1% 的正常人类心脏中,尤其是在心室肥厚时,无论是继发性(主动脉瓣狭窄、高血压),还是原发性(肥厚型心肌病)和(或)与肾上腺素能刺激有关。左前降支近端是肌桥最常见的部位,其他冠状动脉很少有这样的肌桥。

关于心肌内冠状动脉走行的血流动力学影响的讨论仍在进行中。由于大动脉(例如,人类的间隔支和许多其他动物的大多数冠状动脉)的心肌内走行是正常的,而且左前降支通常有心肌内走行而不会引起缺血表现,因此这种情况应该被认为是极少数能够引起病理后果的情况。但是,这些文献同时包含了一系列没有充分证据证明的相反说法。在许多因疑似缺血性心脏病而接受血管造影但没有固定阻塞性冠状动脉疾病的患者中,确实有一些患者的肌桥与异常负荷测试结果(通常是心电图)有关。

少数作者声称通过核素心肌显像负荷试验证实了供血区的心肌缺血,一些作者观察到冠状动脉支架植入或肌桥切除后的缺血缓解。电子起搏时局部乳酸的产生也是造成收缩期狭窄的原因之一,尤其是在严重的心动过速时。

收缩期狭窄(在没有最大限度的诱导性血管扩张的情况下,严重的收缩期狭窄很罕见)不太可能导致绝对血流减少,因为人体冠状动脉血流的 75%~85% 发生在舒张期,而舒张期不会受到肌桥的影响。事实上,毛细血管水平的壁内压力在减少血流方面比冠状动脉短节段的外部部分压迫有效得多,即使在没有肌桥的正常情况下也是壁内压力调节流向心肌的阶段性血流。在正常心脏收缩期间,室壁内压高于冠状动脉内压(因此也高于主动脉压),特别是在左心室心内膜下层,那里的毛细血管床被完全压缩;在收缩期间,从心外膜到壁内的冠状动脉血流量突然减少,而冠状静脉的血流量增加。从这个意义上说,左心室心肌通常表现得像一块呈时相性受压的海绵。心外膜血管叠加的收缩期狭窄不会极大地改变这一基本的血流动力学行为,尽管这种狭窄可能对时相动力学造成轻微的局部干扰。最近引入的流量计导丝使研究人员能够描述瞬时血流速度的典型时相性变化,但没有提供有关全心血流速度的可靠数据。

尽管如此,心肌内冠状动脉对于某些罕见的潜在重要事件的发生,特别是冠状动脉痉挛(文献中也罕见)、血栓形成(极少报道)和冠状动脉粥样硬化病变的发生,仍然具有预后和临床相关性。许多解剖学、血管造影和血管内超声报告都表明,冠状动脉粥样硬化斑块经常出现在壁内左前降支近端弯曲处,而且壁内段内膜始终没有发生变化。在这些病例中,最有可能导致心肌放射性核素显像期间偶尔出现应激试验阳性的原因就是近端动脉粥样硬化(伴有心肌内左前降支)。

5. 冠状动脉走行在心内膜下

在极少数情况下,右冠状动脉、左前降支或回旋支穿过心肌层后会沿着心内膜下走行。在这种情况下,左前降支可能会到达右心室的前部。更常见的情况是,右冠状动脉在其后部远段(刚好接近右心房下部的嵴)与三尖瓣瓣环相邻的位置变为心内膜下走行。巨大冠状动脉的这种不同寻常的位置可能不仅仅是一种走行异常,在冠状动脉清理术、三尖瓣置换术或瓣膜成形术的术中,这种走行异常会引发意想不到的问题。文献中包括一些病例报道,一种简单的非体外方法矫正左前降支肌桥成为外科噩梦,因为在意想不到的心内膜下位置对心肌内左前降支的一段进行解剖时,发生了右心室穿孔,因而使得原本简单的、非体外循环的左前降支肌桥矫正方法变成了一场手术噩梦。遗憾的是,血管造影无法在术前诊断这种异常。心内膜下冠状动脉可被看作从正常心外膜下位置到心内膜冠状动脉和冠状动脉心腔瘘的一系列"冠状动脉错位"的中间阶段。

6. 冠状动脉交叉

通常情况下,心外膜冠状动脉不会相互交叉。文献中只有几篇血管造影(而不是解剖学)报告描述了在心外膜下水平相邻分支的交叉。这种现象不应与血管在不同投照体位造影时形成的冠状动脉分支重叠相混淆。在几乎所有报道的病例中,发生交叉的动脉都是钝缘支。通过在几个血管造影投影体位中检查这一特征,观察者偶尔可以验证两个动脉确实是心外膜下动脉(而不是乳头肌、冠状动脉穿支或心内膜下侧支血管)。冠状动脉交叉影响次级血管,仅在极少数情况下引起临床问题,如在冠状动脉旁路移植术中难以识别要移植的分支。

7. 后降支异常起源于前降支或间隔支

根据冠状动脉形态的一致规则,前间隔支不会在室间隔的对侧重新出现。然而,在后降支闭塞的情况下,它们往往是与面对的后间隔支形成侧支循环的来源。异常大的前间隔支不仅穿透整个间隔,而且在心外膜下重新出现在后室间沟,并产生后降支的终末部分,这是很罕见的现象。人们可能会怀疑这种异常的先天性质(与获得性的后降支闭塞并经前间隔支形成侧支循环相比),尤其是在合并冠状动脉粥样硬化的情况下。在更常见的和与临床相关的模式中,后降支在绕过心尖后先天性地起源于左前降支远端(见下一节)。

8. 后降支缺如(右冠状动脉分裂)

通常情况下,后降支是一个单一的、连续的血管,起源于右冠状动脉或回旋支,

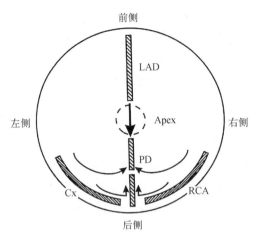

图4-13　从心尖角度显示心脏表面的示意图

　　显示后降支动脉的可能替代来源。该血管可以是单个主干,起源于回旋支、右冠状动脉或左前降支。后降支也可分成两段,分别起源于右冠状动脉中段或远段、旋支中段或远段、左前降支

　　RCA=右冠状动脉;PD=后降支;Cx=回旋支;LAD=左前降支;Apex=心尖

并在后室间沟内走行。有时,后降支由两段组成:一段正常起源于心脏交叉处的右冠状动脉远端,仅走行于室间沟的后上部;或者,左前降支或回旋支可能供应部分或全部后降支,使其出现中断或分裂(图4-13)。这种情况在病理学上并不常见,但在外科旁路移植后降支或进行心肌核素显像/冠状动脉造影时,它可能就具有了临床意义。

　　9. 左前降支缺如(左前降支分裂)

　　在人类心脏中,左冠状动脉的前分支(左前降支)通常具有前间隔和前外侧(对角支)分支,它沿着前室间沟走行,并逐渐向心尖部靠拢。在某些情况下,室间沟不会出现较大的心外膜下前动脉,因为存在以下可供选择的模式之一。

　　(1) 近端前降支或多出的主动脉上的开口形成单个大的第一间隔分支,发出大部分次级前间隔分支,留下一个小的心外膜下中远段左前降支,或根本没有心外膜下的中远段左前降支,后者被有些学者不恰当地称为闭锁。

　　(2) 近段左前降支分成两个较小的平行分支(左前降支分裂),沿前室间沟走行。

　　(3) 一条大的对角支起始于左前降支的近段,并与其平行走行,形成所有的前外侧支。在第一间隔分支的起始处以远,残存的左前降支中远段仅为有限的区域供血,看起来像一个非常小的血管,通常无法进行旁路移植术。

　　(4) 显著优势型的右冠状动脉通过产生异常的左前降支(通过直接经由室间隔内或前膜前路径、异常突出的后间隔支或包绕心尖部的后降支)形成大部分前间隔支。

　　在类似的病例中,由于冠状动脉形态异常,细小的左前降支可能会得出左前降支区域缺血的错误结论。

　　然而,如果没有获得性阻塞性疾病,功能测试(特别是心肌核素显像负荷测试)总是能够排除冠状动脉储备减少的可能性。这些冠状动脉模式在外科手术重建左前降支区域血运的过程中具有临床意义,外科医生应注意到这种不同寻常的解剖结构。

　　10. 第一间隔支的起源异常

　　第一间隔支通常是最大(最长)的室间隔血管,因为它既提供了室间隔的最上

部(与靠近心尖的其他部分相比,间隔支的直径最大)血供,又经常有更丰富的分支,甚至可以到达房室结。

这支大血管有时被认为是从以下位置异位起源的:右前窦、右冠状动脉、左窦、左主干、第一对角支、回旋支近段、异常的右冠状动脉、左前降支、左冠状动脉,或走行于间隔内的混合干。

11. 末梢畸形:冠状动脉瘘

当冠状动脉分支并向外扩散时,它会不断变细,直到到达微动脉水平(冠状动脉循环中有中膜的最后一段动脉)。小动脉最终流入毛细血管网,只有偶尔才与小梁间隙保持细小的联系。冠状动脉与心腔或体循环或肺循环的任何部分之间的相当大的交通通常被称为冠状动脉瘘。任何压力低于主动脉压力(即等于近段冠状动脉压力)的结构,如果出现异常的交通,都会从冠状动脉中排出血流,从而形成冠状动脉瘘血流。在回顾解剖学文献时,从维厄森(Vieussens)(1706 年)和塞比修斯(Thebesius)(1708 年)的历史性早期报告开始,巴罗蒂和斯马扎齐内分析了几个世纪以来关于正常心脏冠状动脉-心腔交通的讨论。这些研究人员得出结论,人类心脏中通常存在两种类型的交通,作为正常引流到冠状静脉/冠状静脉窦系统的替代方式。

(1)起源于小动脉水平的交通是通过动脉-窦血管(形状不规则,直径 50~250 μm,无中膜,可引流至任何心腔)间接建立的,或直接通过动脉-心腔血管(直径 40~200 μm,中层较薄,可引流至任何心腔)建立的。

(2)静脉交通或心最小静脉(最先由塞比修斯描述)是冠状静脉和心腔之间的直接交通(静脉-心脏交通),在右心房(直径可达 2 mm)和右心室中尤其常见。

这些小的冠状动脉-心腔交通的确切性质尚不清楚,但它们可能不应该被称为瘘管,因为它们不涉及实质的瘘血流。

在血管造影中,如果不使用楔形注射,通常不可能看到较小的冠状动脉到心腔的交通,巴罗蒂和斯马扎齐内通过向冠状动脉注射乳胶或氯丁橡胶,几乎在所有的标本中都发现了这种交通,乳胶或氯丁橡胶在室温下是液体的,但在 40~50℃时凝固。注射是在 200 mmHg 的持续压力下进行的,然后在 5~10 min 的准备期间进一步手动加压以促进液体的前向流动。为了观察静脉-心腔交通,这些研究人员在动脉注射开始几分钟后,在 70 mmHg 的压力下,向冠状窦注射了相同的塑料材料(颜色不同)。

心脏腔内出现塑料凝胶被认为是动脉-心腔交通或静脉-心腔交通的证据。准确确定这一诊断的一个重要但未经证实的条件是塑料凝胶不能通过毛细血管。使用这些技术,巴罗蒂和斯马扎齐内的研究显示了 86% 的左心室和 50% 的右心室存在直径>200 μm 的动脉-心腔交通,但心房则没有这些交通;他们的研究还显示了左心室、右心室和右心房中≤2 mm 静脉-心腔交通,但这些交通几乎从未在左心房出现过。这些发现与血管造影结果或功能状态之间的关系尚不清楚。在血管造影术中,只进行动脉注射,在造影剂流出时可以看到任何与心腔相通的部位。然而,在临床上,不可能知道毛细血管床是否被"瘘"血液灌注,这将区分潜在的损伤性(动脉-心腔)交通和良性(静脉-心腔)交通。

只有在右冠状动脉注射过程中(尤其是在超选择性和高压下),才能经常观察到造影剂流入右心室前部和右心房。这一发现不能与右心室冠状静脉的存在相混淆,它仅显示右心房和右心室的冠状静脉常常直接流入这些心腔内,而不与冠状窦相通。

最有可能的是,在血管造影上出现的冠状动脉-心腔交通与巴罗蒂和斯马扎齐内在正常心脏上看到的>200 μm 的解剖学通道相对应。然而,应该使用更适当的技术对这些通道进行专门的研究。当涉及较大的血管时,冠状动脉-心腔瘘的定义是明确的,但当累及较小的多条血管时,其定义并不完全清楚。血管造影术所见的较小的冠状动脉瘘往往只是偶尔出现,呈片状聚集,影响到几个毗邻的冠状动脉分支或动脉的较小分支,通常累及左心室和右心室的心尖部,但从不影响流出道。在这种情况下,血流特征表明存在多个流量有限的小交通,通常仅在舒张期流入左心室,而在收缩期和舒张期都会流入右心室。这些交通不会导致近端供血动脉扩张,也不会随着时间的推移而增大。

这个问题之所以在这里进行讨论,是因为人们普遍对冠状动脉和心腔之间较小的交通的确切性质一直一无所知。在文献和实践中普遍倾向于将这些现象归类到冠状动脉瘘的总标题下,并暗示营养血液从心肌分流出去。关于心绞痛、缺血、心肌梗死或心律失常的患者,存在多个小片状冠状动脉-心腔交通的报告。

然而,大量证据(主要基于核心肌成像数据)有力表明,这些微小的交通是良性的异常,不会对功能或预后造成影响。冠状静脉引流到右心室或心房不但在临床上无关紧要,而且是正常的。这两种情况确实是冠状动脉-心腔交通,但不应与大的冠状动脉-心腔瘘混淆。

由于右心室活组织检查技术的广泛使用,血管造影有时会发现动脉血管被切断,特别是在反复接受活组织检查的患者,如心脏移植后。这一血管造影发现与活检标本中包含相当大的动脉段相关。大多数这样的小交通最终都会随着时间的推移而消失,尚未发现有关瘘管逐渐扩大等临床后果的报道。

另一个可能与冠状动脉瘘混淆的常见现象是大面积心肌梗死部位出现的冠状动脉-心腔交通,这种现象通常与机化的附壁血凝块合并发生。这种交通涉及破裂的动脉或静脉(更有可能),影响坏死区的原生循环或长入心肌瘢痕或腹壁血凝块中的新生血管。就像小的冠状动脉-心腔交通一样,这些交通也应该与先天性冠状动脉瘘相鉴别。

总之,"冠状动脉瘘"一词应该仅用于识别冠状动脉和心腔或其他血管之间可能存在的正常或异常交通中的一部分;解剖学存在但没有功能的交通应称为冠状动脉-心腔微交通。相比之下,功能性冠状动脉瘘的特点是至少具有下列特征之一：① 有明确的冠状动脉瘘血流征象(如受影响的供血血管的管腔直径将比"预期"直径至少大 50%)；② 血管造影清楚而迅速地显示出接收营养血流血管的结构,其中氧气(或任何其他注射物质)浓度应明显升高；③ 受影响的心腔容量超负荷的证据；④ 心肌营养性血流的窃血(或缺血)证据,最好是在冠状动脉储备的节段性(核素)试验期间。

可能导致瘘管内冠状动脉窃血的生理机制实质上与瘘管流入低压腔所引起的舒张压下降有关。正常情况下,主动脉压仅轻度降低(如轻度主动脉瓣关闭不全),而如果瘘管流量较大,瘘管动脉的冠状动脉内压可能会逐渐降低,特别是在舒张期。本质上,流入(冠状动脉、窦口大小)和流出(瘘管与营养血管)之间的平衡决定了营养冠状动脉的绝对营养血流是充足的还是不足的。多种因素可能会影响这种平衡,这取决于所涉及的生理状态和形态变异。例如,体育锻炼往往会降低心肌内小动脉阻力,增加全身静脉腔(通常是冠状动脉瘘营养血流的接收者)的压力,导致营养血流和瘘管血流之间的平衡发生有利的变化。瘘管径流方向的冠状动脉远端阻塞性改变有利于冠状动脉营养血流,而冠状动脉瘘累及的冠状动脉近端或单纯营养血管远端的阻塞性改变则不利于冠状动脉营养血流。体循环高血压通常耐受性良好,但任何病因引起的低血压都会对营养血流和冠状动脉瘘血流之间的平衡产生严重的不良影响。

传统上,心绞痛、心电图缺血性 ST－T 改变(休息或运动时)、心肌梗死或心律失常都预示着窃血。在试图量化窃血的血量时,一些研究人员将注意力集中在受影响的滋养动脉的瘘管血流和近端血流之间的比例。这一比例确实可以确定相对窃血量(流入瘘管的冠状动脉近端血流的百分比)或瘘管血流的绝对流量。然而,这并不能证明以供血心肌在静息和最大功能需求条件下的需要为前提时存在代谢相关窃血。窃血现象的诊断只能通过心肌核素扫描来确定,无论是在静息状态下还是在评估冠状动脉功能储备的过程中,心肌核素扫描可以测量受影响区域心肌缺血的相对或绝对标志物。

冠状动脉瘘交通确实可以竞争性地窃取供血的心肌血管床的必要血流,这种可能性与进入滋养冠状动脉分支的驱动压力降低有关。在老年患者中,来自动脉瘤样主血管的营养分支开口的获得性阻塞可能很常见。目前尚不清楚运动或血管扩张剂是否能短暂改变冠状动脉瘘患者的压力-流量-阻力值；预计冠状动脉小动脉阻力将会下降,但瘘管的开放不会改变。

上文所述的功能性冠状动脉-心腔瘘可输送大量血液(通常为每分钟 1 200～1 500 mL 或每秒 20～25 mL),因此必须使用大腔血管造影导管和机械注射器以便充分显示受累血管。实际上,血管造影师不应仅限于定性诊断冠状动脉瘘及其接收腔或血管,还应力求完全观察营养心肌的分支。这些血管在干预治疗无论是外科手术还是导管介入过程中需要特殊保护。事实上,在这种情况下,任何干预措施的主要目标都应该是保存并尽可能增加营养心肌的血流,而不是简单地消除瘘管。

如果瘘管没有营养冠状动脉分支,则可能提示另一种情况,即主动脉窦瘤破裂。对于较大的冠状动脉瘘,应大量注射造影剂(约 20 mL/s,至少 2 s),并根据其特定的解剖结构,在不同的投影体位下检查瘘管。谨慎起见,应避免使用注射压力高且仅有端孔的小腔导管(冠状动脉预成形导管),而应使用有侧孔的大腔导管,或者可以使用冠状动脉成形术指引导管(大腔),用 0.014 英寸(1 英寸 ≈ 2.54 cm)的导丝保持在位。

有瘘管的冠状动脉的近段应被视为"混合主干"的非典型例子,而不是简单的冠状动脉(定义为只提供营养血流的血管)。

随着时间的推移,湍急的血流会在冠状动脉瘘的冠状动脉管壁上引起临床上重要的形态学改变。瘘管——而不是远端的、仅含滋养血管的分支——将经历从单纯扩张(如预期的那样,因为血流增加)到明显的动脉瘤形成(仅因为扩张大于相邻血管才能辨认)、内膜溃疡、中膜变性、内膜破裂、动脉粥样硬化沉积、钙化、边支(营养分支)阻塞和附壁血栓等渐进性变化。血管壁应力增加最终会出现冠状动脉破裂从而使血液流入相邻的心脏结构或心包。这种并发症虽然可怕,但罕见。由于血管对长时间增加的血流的反应如此多变,观察者在仅凭管腔直径估计冠状动脉瘘血流量时应谨慎。血管管腔大小本身可能是一个错误的参数:在最极端的情况下,非常大的动脉瘤样冠状动脉瘘最终可能变成血栓,从而完全消灭流向远端的瘘管流出量。

在衡量是否需要干预时,瘘管血管的扩张量变得比瘘管流量或心肌缺血的症状和(或)体征更有意义。因为有破裂和附壁血栓的风险,一般建议早期进行导管或手术干预治疗;此外,冠状动脉开口极度扩大引起的主动脉窦瘤破裂可能导致主动脉瓣关闭不全。即使在瘘管完全闭塞后也会发生晚期的动脉粥样硬化和血栓性改变。关于手术的最佳时机,另一个主要的考虑因素应该是,血管扩张的可逆性只有在儿科病例的瘘管手术矫正后才会有报道,而在老年患者中从未观察到。由于这些因素,许多权威机构得出结论,一旦诊断出较大的冠状动脉瘘,最佳矫正时间是在患者 5~15 岁;此类病例的手术时机不应以症状出现的时间、瘘管的绝对流量或负荷试验期间充血性衰竭或心肌缺血的迹象为依据。如果患者在 5~15 岁的年龄范围内被漏诊(实际上经常会漏诊),干预的适应证和时机可能会因为风险-获益比的不同而改变。老年患者在手术中可能仍然很好,但并发症(特别是围术期和术后心肌缺血事件和心外并发症)的发生率可能更高;此外,在血流正常化后,他们过度扩张的冠状动脉节段发生冠状动脉血栓栓塞性疾病的风险至少是与药物治疗的患者相等的。

无论是病变的血管还是未受影响的血管,发生阻塞性冠状动脉疾病可能是临床识别冠状动脉瘘和老年患者手术干预的最常见的原因。

冠状动脉瘘一般涉及毗邻冠状动脉的结构,如冠状静脉和 4 个心腔。在其他方面正常的心脏中,冠状动脉瘘较少见地会引流到心外结构,如肺动脉或其主要分支或上腔静脉。冠状动脉到主肺动脉的瘘通常很小,多发,没有临床意义。先天性冠状动脉-肺动脉交通有时见于其他先天性心脏病,特别是严重的肺动脉瓣狭窄或闭锁,或(更常见的)肺动脉分支狭窄或闭锁,或主动脉缩窄。

尽管文献中经常提到"冠状动脉-支气管动脉瘘",但对其是否真实存在仍存疑虑。事实上,在心血管解剖正常的患者中,这两条动脉都是属于体循环的,不能指望在两个压力相同的血管部位之间产生瘘血流。在现实中,确实在患有慢性感染(支气管扩张、闭塞或假性闭塞)患者的冠状动脉和某一肺段之间观察到了特殊的交通;在这些病例中,受累血管的表现更像是新生血管或侧支,而不是瘘管。仅偶有研究人员认为存在"冠状动脉与支气管动脉的吻合",并可能导致心肌梗死。在先天性闭塞的肺叶,体循环动脉的供应通常来自降主动脉或腹主动脉;而在假性闭塞的肺叶,则可能来自肋间动脉、纵隔动脉、锁骨下动脉和心包动脉,这些动脉可能与肺动脉分支相连,但不与支气管动脉相连。心脏手术后,甚至心脏移植后,冠状动脉-肺交通也可能出现。

在这些病例中,交通不是先天性的,所谓的瘘动脉恒定地流入左下肺分支。这些连接大多是在术后发生一定程度的胸膜心包炎[和(或)肺不张]后发展起来的;炎症过程一定会导致新生血管的形成,新生血管可能通过胸膜下神经丛与低压肺循环相连。同样,这些新生血管没有瘘血流,也不与支气管动脉或静脉相连,而只与肺动脉相连(奇怪的是,可能是因为特定的滋养方式,它们从不与肺静脉相连)。

12. 冠状动脉侧支:正常与异常

"吻合或侧支冠状动脉"是一个术语,应该用来识别正常的、主要的冠状动脉以外的动脉来源。一般来说,侧支冠状动脉被认为是在冠状动脉闭塞后形成的,但详细的解剖学研究表明,内径小于 1 mm 的侧支(大多约为 0.3 mm,具有薄的中层和内皮)在正常心脏中非常常见。从解剖学上讲,这些血管要么连接同一动脉的不同相邻分支,要么连接相对(右和左)冠状动脉的相邻分支。由于人体心脏侧支的数量非常多,从解剖学的角度来看,侧支冠状动脉一般不应被认为是"末梢"。然而,从功能上讲,大多数侧支的吻合环是不活跃的,在冠状动脉造影上看不到。临床发生心肌梗死的冠状动脉在闭塞急性期,在生理和血管造影上通常都缺乏侧支循环。只有在冠状动脉闭塞的亚急性期和慢性期,侧支血管才能在血管造影检查中显露出来。这类侧支的起源既有同侧的,也有对侧的。

典型的先天性"异常侧支"是指相邻的、通畅的冠状动脉或分支之间>1 mm 的吻合交通。可以想象,这些侧支代表了一种不寻常的先天性模式,但通常不能排除先前的短暂冠状动脉闭塞。在健康人中,正常的(血管造影上看不见的)侧支可能会因为在连接的两支动脉之间缺乏血流而关闭;然而,在冠状动脉闭塞后,这些侧支可能会因为压力梯度的增加而缓慢开放和扩大(这一过程被称为侧支募集)。

血流介导的血管扩张可能是侧支循环吻合口环进行性扩大的机制,这种机制与冠状动脉瘘或 ALCAPA 一样。当冠状动脉的闭塞(通常涉及血栓形成)在较大侧支发育后期自行再通或由于干预而再通时,常常仍可以在冠状动脉造影上看到这些侧支血管,它们可能看起来像是"异常或不适当的"侧支。"异常侧支"是一种罕见的情况,往往发生在回旋支的远端分支和后房室沟的右冠状动脉之间。

就功能和预后意义而言,如果其中一个相连的冠状动脉闭塞,异常侧支(在没有冠状动脉闭塞的情况下,测量管腔直径>1 mm)的唯一效果将是保护性的。一个假定的缺血心肌预适应机制是,在可逆性缺血期间形成冠状动脉间的侧支环;这种侧支形成将先于最终的闭塞事件,并减轻其缺血后果。

在没有冠状动脉闭塞的情况下,冠状动脉异常起源于肺动脉时能够看到最大的侧支出现。在这种情况下,侧支是正常的和适当的,因为它们是由异位血管和正常起源的冠状动脉之间建立的血流动力学梯度决定的。

4.7　冠状动脉异常的病理生理机制及其临床意义

本节讲述了正常冠状动脉生理学综述,并总结推测冠状动脉异常导致临床后果的可能的机制。

1. 正常冠状动脉生理学综述

静息时心脏做功的主要能量来源是游离脂肪酸的氧化代谢,它通常提供心肌需氧量的 70%~90%。静息时心肌的需氧量(每分钟 8~10 mL/100 g)远大于骨骼肌的需氧量(每分钟 0.115 mL/100 g)。大体上,心肌需氧量的 20% 用于基础代谢(无负荷心脏),1% 用于电活动。容积负荷(15%)比压力负荷(64%)需要的能量更少。随着运动或压力负荷的增加,需氧量增加:心肌收缩力、压力负荷或心率每增加 50%,需氧量就会增加近 50%。在运动期间,心脏最大做功量是静息时的 3~4.5 倍;正常情况下,这种增加的做功量会导致冠状动脉流量比基线流量大 3~4.5 倍。

体动脉的含氧量约为 80Vol%,体静脉和冠状静脉的含氧量分别为 60Vol% 和 5Vol%。这一发现反映了心肌在基础状态下的氧摄取量异常高(静息状态下的摄氧量低于最大值)。

心肌毛细血管密度约为 3 500 根/mm²(骨骼肌为 400 根/mm²);50%~70% 的左心室心肌毛细血管在静息状态下是开放的,在最大做功条件下基本可达到 100%。

收缩期毛细血管直径约 3 μm,舒张期毛细血管直径约 4 μm,显示血管内压正常升高。静息状态下毛细血管间距离约 17 μm,而最大毛细血管充盈时毛细血管间距离为 11~14 μm。正常成人心肌细胞的横径约为 18 μm(成人骨骼肌细胞为 50 μm),但肥大的心肌细胞可将横径增加到 30 μm,因此,与骨骼肌纤维相比,肥大心肌细胞用于代谢交换的面积大约是正常心肌细胞的 15 倍。

　　与心外膜下相比,心内膜下通常具有相似的基础血流速度,但壁应力、壁内收缩压和需氧量增加;最大血流速度(冠状动脉储备)、静息组织氧浓度和静脉血氧饱和度降低。

　　冠状动脉血流的主要调节因素是:① 室壁内压;② 主动脉(冠状动脉)压,其选择性依赖于舒张期的平均压和时间(在基础状态下,约85%的冠状动脉血流量发生在舒张期);③ 心肌代谢率;④ 副交感神经和交感神经;⑤ 内皮功能(自分泌);⑥ 血液黏度,在红细胞增多症时会大大增加。

　　冠状动脉狭窄不超过管腔直径90%时不会影响静息血流。冠状动脉储备(最大血管舒张能力)在管腔狭窄0~60%时是正常的,但当狭窄程度接近90%时冠状动脉储备逐渐减少到0。在冠状动脉循环中,血管阻力是近端(心外膜下)和远端(小动脉)阻力之和。近端阻力在近端狭窄达80%~90%可以忽略不计,但对于超过90%的狭窄(明显近端狭窄)则变得严重。在无明显近端狭窄的情况下,内源性血管扩张剂(尤其是一氧化二氮)和药物扩张剂将选择性地影响远端小动脉阻力。当狭窄超过90%时,外周血管会丧失扩张能力。

　　在基线条件下,冠状动脉系统处于"低流量/高阻力"状态。相反,运动或冠状动脉血管扩张剂(腺苷或双嘧达莫)负荷/试验会导致"高流量/低阻力"状态,在这种状态下冠状动脉近端狭窄变得更加明显。最近的研究表明,冠状动脉系统具有双重的血管扩张机制:直径>200 μm 的冠状动脉内皮依赖性舒张和直径<150~200 μm 的小动脉非内皮依赖性舒张。硝酸甘油通过第一种机制起作用,它基本上只影响近端心外膜冠状动脉(容量血管)张力,被内皮转化为其活性形式(一氧化氮)。相反,腺苷直接刺激小动脉(阻力血管)中的平滑肌细胞 A_2 受体,而不影响容量血管。罂粟碱似乎同时影响容量和阻力血管。用于确定冠状动脉功能储备的心肌灌注成像实质上就是基于这些生理参数进行评估的。

　　冠状动脉异常的病理生理机制与证据具体见表 4-5。

表 4-5　冠状动脉异常及其病理生理机制(功能性分类)与证据

病理生理机制	冠状动脉异常	证　据		
		确定	可能	不太可能
误诊	丢失的冠状动脉	+		
	冠状动脉发育不良		+	
	冠状动脉缺如			+
	开口闭锁	+		
	开口狭窄	+		

续　表

病理生理机制	冠状动脉异常	证据 确定	可能	不太可能
原发性（固定）心肌缺血	冠状动脉瘘		+	
	ALCAPA		+	
	肌桥		+	
	切向起源		+	
	异位起源（对侧窦）		+	
	心肌桥		+	
	冠状动脉扩张		+	
继发性（发作性）心肌缺血	冠状动脉瘘		+	
	ALCAPA，新生儿		+	
	ALCAPA，成年人		+	
增加固定冠状动脉粥样硬化性疾病的风险	冠状动脉瘘		+	
	ALCAPA	+		
	冠状动脉扩张		+	
	异位起源		+	
	肌桥（近段）		+	
	冠状动脉瘤		+	
继发性主动脉瓣疾病	冠状动脉瘘		+	
	ALCAPA		+	
细菌性心内膜炎、缺血性心肌病（冬眠）风险增加	冠状动脉瘘		+	
	异位开口		+	
	ALCAPA	+		
容量超负荷	异位开口	+		
冠状动脉成形术中不寻常的技术难点	左冠状动脉分离		+	
	冠状动脉瘘		+	
	异位开口	+		
心脏手术中的并发症	肌桥	+		

注：ALCAPA＝左冠状动脉异常起源于肺动脉。

2. 冠状动脉解剖误诊分析

不常见的冠状动脉异常容易被误诊。误诊可能会对治疗策略和结果以及患者的心理社会状况和保险能力产生不利影响。以下几种冠状动脉异常可能难以识别。

1）冠状动脉缺如（假性）：在没有急性心肌梗死的情况下，将不能直接显影或通过侧支循环显影的冠状动脉标记为"缺如""闭塞""丢失"通常是错误的。在这些病例中，应该进行进一步的研究，包括进行升主动脉造影和选择性锁骨下或颈动脉造影，并将造影部位追踪至纵隔（可能需要使用数字减影技术）。

2）冠状动脉发育不良（假性）：大多数所谓的冠状动脉发育不良的病例实际上涉及不同的冠状动脉分支模式。应该进行详细的血管造影研究，以明确每个心肌节段的特定冠状动脉分布模式。只有在核素显像负荷试验中，检查人员才会发现小冠状动脉与供血心肌的可逆性心肌缺血之间存在关联，严格地将其归类为冠状动脉发育不良（一种可疑的先天性异常）。

3）心肌缺血：可能直接由冠状动脉异常本身引起（原发性心肌缺血异常），也可能与某些冠状动脉异常增加发生固定阻塞性疾病（继发性心肌缺血异常）或短暂性缺血事件（继发性心肌缺血异常）的可能性有关。

冠状动脉的主要功能是提供代谢性心肌灌注，在处理冠状动脉异常时，临床医生经常会因为解剖和功能之间的关系不清而难以决断，这种关系比动脉粥样硬化性阻塞性冠状动脉疾病更易变也更微妙。

4）原发性心肌缺血：原发性或强制性心肌缺血通常是由明显的阻塞性疾病如先天性开口狭窄或闭锁引起的。在这些病例中，心肌灌注扫描均为缺血（固定性或可逆性）阳性。

通过不同的机制，原发性心肌缺血也可以发生在冠状动脉瘘等异常情况下，这会在供应有限的前提下导致营养性心肌血流与冠状动脉瘘血流竞争，血供受限的冠状动脉主干接近瘘端。原发性心肌缺血更常见于冠状动脉起源于肺动脉的异常，即起源于正常冠状动脉的侧支循环在绕过心肌床的同时，更倾向于将血液排入肺动脉中的异位冠状动脉开口。在修复这种异常后，左心室功能经常出现显著改善，这证明，慢性冬眠状态的存续时间可能远超婴儿期[①]。尽管以前的文献中有报道认为走行异常必然导致心肌缺血，但后来的很多文献都认为走行异常并不必然伴随原发性心肌缺血，特别是当冠状动脉在肺动脉和主动脉之间走行时。很多学者认为，这种异常走行可能受到外部剪刀状压迫机制影响的判断过于主观。事实上，这些患者在负荷试验中通常没有可复现的心绞痛或缺血，而且他们的一生往往

---

① 心肌的损伤中有"冬眠"，表面心肌细胞结构形态正常，但丧失了应有的功能，有别于"坏死"，这部分心肌在解除损伤后往往能恢复功能，就像冬眠一样。由于这是先天性异常，因此在婴儿期就存在慢性冬眠状态，有些人认为由于缺血缺氧时间过长，因此心肌在婴儿期就出现了不可逆转的损伤，而慢性冬眠状态则是可逆性损伤，在成人后进行手术修复后，心功能得到显著改善，因此，"慢性冬眠状态的存续时间可能远超婴儿期"。

没有任何缺血的表现。然而,少数患者有缺血事件——通常是猝死、心肌梗死或晕厥——无冠状动脉血栓形成或明显狭窄。这类患者可能有切线狭缝状开口、开口嵴或膜,但很少有严重的固定狭窄。目前,不能仅根据这些异常推荐常规手术矫正(通常通过旁路移植);然而,这适用于激发试验阳性的心源性猝死或短暂缺血幸存者。除了文献中广泛报道的例外情况,无论患者是否有孤立的心肌内走行、冠状动脉微交通或冠状动脉瘤或扩张,负荷试验通常不能证明心肌缺血。如果这些情况确实导致心肌缺血,通常是因为其他获得性特征,如下文所述。

继发性、发作性心肌缺血矛盾的是,如果真的出现了临床表现,许多冠状动脉异常实际上在胎儿时期就已经存在了。人们会认为,先天性疾病,特别是潜在的致命疾病往往使患者无法正常生活,它可能会导致突发的灾难性事件。在大多数情况下,先天性疾病本身并不能导致最终灾难性事件;相反,先天性疾病增加了套叠部位痉挛、血管内凝血或心肌桥收缩期狭窄加重的风险,这是由血管扩张剂带来的自相矛盾之处。

已有大量病例报道证实了各种冠状动脉畸形患者的缺血性(在供血心肌区)不良临床事件(心肌梗死、晕厥、缺血性心肌病或猝死)。血管造影和尸检研究(在缺血性损伤基本解决后的一段时间内进行)始终未能揭示在这种情况下可能发生的严重冠状动脉阻塞或闭塞。这意味着发生了冠状动脉一过性梗死,但这一现象无法很好地记录下来。如果阻塞可以快速解除,在大多数情况下,这种阻塞由冠状动脉痉挛引起的。在临床事件发生后不久进行的血管造影或解剖学检查中,不太可能遗漏血小板凝块形成或完全血栓形成。在临床实践中,必须更广泛地进行旨在证明潜在冠状动脉痉挛的激发试验,以阐明其病理生理机制和预后,从而促进研发出合理的治疗决策。痉挛可能涉及:① 大多数来自主动脉的异位冠状动脉起源,近端主干的切向,以及狭缝状的开口或开口嵴。② 一些肌桥(心肌内冠状动脉),尤其是较广泛的肌桥,其中又长又粗的心肌带覆盖在冠状动脉主干的近端。心肌内冠状动脉节段的阶段性弯曲很可能是痉挛的刺激因素——甚至比收缩期缩窄本身更严重。对内皮功能障碍或过度痉挛的激发试验偶尔会产生阳性结果。

起源于对侧冠状动脉窦并走行在主动脉与肺动脉之间的冠状动脉可以表现出一种特殊的方式,特别是在运动或长时间运动训练期间或之后,导致相关的临床后果。这里指的是当异常血管受到运动引起的右心室和左心室扩张的相反的作用力时,该异常血管向主动脉壁拉伸。

的确,在剧烈运动中,年轻的训练有素的运动员的心输出量可能会增加到每分钟25~30 L,在这种情况下,流向心室的舒张期回流的急剧增加只能通过心率的增加得到部分补偿;舒张期血容量的显著增加也必然伴随着主动脉压力和室壁张力的增加而显著增加(两者都大大超过了各自的肺容量),右心室和左心室壁的张力也随之增加。根据冠状动脉的性质和位置,冠状动脉(尤其是左前降支)本质上固定在心室肌上,在运动过程中可能会受到不同寻常的拉伸。如果在这种情况之上叠加一个异常,即冠状动脉从主动脉的对侧发出并横穿靠近主动脉周边的主肺动脉间隔,则异常冠状动脉可能会受到主动脉壁的压迫(图 4 - 14)。冠状动脉压迫可能有两种后果:① 在血液需求最大时直接减少冠状动脉血流量;② 冠状动脉"机械刺激",可能导致继发性痉挛(如导管机械刺激冠状动脉)或内皮激活,导致局部血小板激活和(或)自分泌性血管舒缩功能障碍。这种异常的生理状态可能会持续到剧烈运动后的即刻恢复期,此时舒张期充盈仍在增加。显然,据报道,许多因冠状动脉异常而导致的猝死发生在剧烈运动后的恢复期。

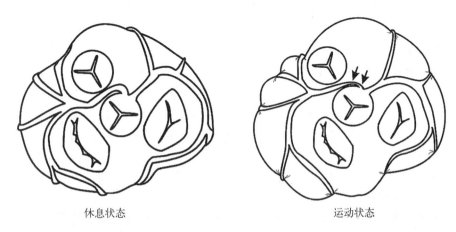

休息状态　　　　　　　　　　　　运动状态

图 4 - 14　冠状动脉起源于对侧窦的患者短暂缺血的可能机制示意图

在运动过程中(右图),生理性心脏增大可能导致锚定在心肌上的心外膜冠状动脉伸展,并可能发生近端主干对主动脉壁(箭头)的压迫

5) 固定性冠状动脉粥样硬化性疾病:一些研究者认为,固定性冠状动脉粥样硬化性疾病可能是冠状动脉走行异常的普遍后果。然而,最近的研究,包括一些血管造影分析,似乎表明大多数异常冠状动脉不容易发生早期动脉粥样硬化。

唯一可以确定的是,先天性冠状动脉异常患者如果同时患有动脉粥样硬化性冠状动脉疾病,他们被识别的概率要大得多,因为冠状动脉造影是缺血性心脏病最常见的诊断手段。

在一项旨在确定冠状动脉起源和走行异常是否会影响动脉粥样硬化性冠状动脉病变部位的研究中没有发现这种影响。事实上,在回顾得克萨斯心脏研究所的连续冠状动脉造影的数据时,只发现了 63 例(4.88%)涉及冠状动脉起源异常的病例。在因疑似冠心病而接受研究的人群中,有 35 名患者(56%)实际患有此类疾病。在一组 105 名患者支近段冠状动脉(左前降支、右冠状动脉和回旋支)的研究中,66 支(63%)起源于正常冠状动脉,39 支(37%)起源于异位冠状动脉,53%

(35/66)起源于正常冠状动脉的患者和30%(12/39)起源于异位冠状动脉的患者出现阻塞性病变($P=0.027$)。

由异位的切线开口组成的特殊异常,可能存在先天性纤维嵴,从而形成不良的局部血流变,进而增加了开口部位额外的固定性进行性阻塞的风险。在这方面需要更多的研究,包括详细的解剖分析或对异常开口进行充分的血管造影,并要有功能相关性的研究。

有许多病例记录了高度不典型的弥漫性严重阻塞性冠心病,这些病例涉及右心室(室间隔完整的肺动脉闭锁)或左心室(主动脉瓣闭锁)极度超负荷。阻塞性病变部分被归咎于血管收缩,更多的是归咎于纤维内膜增生。这些病变发生在高速侧支血流存在的情况下,这种高速血流侧支会排空超负荷的心室腔。右心室血流动力学超负荷的外科姑息治疗可以延缓冠状动脉病变的进展,但也可以在存在严重近端阻塞的情况下消除至关重要的冠状动脉侧支来源。单一冠状动脉通常不会增加动脉粥样硬化的发生率;然而,如果动脉粥样硬化发生在共干上,临床后果将异常严重,因为供血的心肌区域包括整个心脏此时将不能形成侧支循环。

6)继发性主动脉瓣疾病:在冠状动脉异常的患者中,临床上重要的主动脉瓣病变可能源于与冠状动脉异常相关的独立先天性缺损或继发于长期冠状动脉异常的获得性缺损,特别是那些涉及瘘管流量显著增加和冠状动脉开口扩大的患者——主要是冠状动脉瘘和左冠状动脉来自肺动脉的异位起源。如前所述,当冠状动脉开口直径极度增大时,主动脉瓣和相邻瓣叶的结构可能会发生严重改变,导致主动脉瓣反流。当冠状动脉异位起源于肺动脉时,正常的对侧冠状动脉(侧支和瘘管血流的来源)也可能导致主动脉瓣的这种损害。

7)细菌性心内膜炎:早期的文献包含一些零星的报告,关于冠状动脉异常,特别是冠状动脉瘘患者并发细菌性心内膜炎或动脉内膜炎的风险增加。这种风险可能更多地与并存的主动脉瓣畸形有关(即使它们最初的影响很小),而不是与冠状动脉异常本身有关。目前在这种情况下细菌性心内膜炎的案例罕见,原因可能是在普通人群中广泛使用抗生素,以及即使没有明确诊断,只要有心脏杂音就常规进行预防心内膜炎的临床实践。

8)心肌病:心肌病更容易伴发于ALCAPA或左冠状动脉闭锁,右冠状动脉、左前降支或回旋支(单独的)异常起源于肺动脉。如前所述,心肌化学性损害在产前发生者见于冠状动脉闭锁,但在新生儿期发生者则见于冠状动脉异常起源于肺动脉。

关于ALCAPA患儿慢性缺血的性质和行为,一些令人惊讶的观察结果已得到广泛证实。在解剖学和组织学上,这种心肌病可能涉及心脏增大、左心室扩张、心肌肥厚、继发性二尖瓣关闭不全、与急性心肌梗死相关的改变,以及不同程度的间质、片状或弥漫性纤维化。在外科手术矫正这些异常之后,心肌功能可能会恢复,而且往往可以恢复到令人惊叹的程度。不仅核素心肌灌注研究的结果为显著改善或完全正常化,心脏增大、二尖瓣反流和左心室收缩功能障碍也可能完全消失。在这些病例中,恢复情况与严重左主干病变血运重建后观察到的情况相似,但始终更为广泛。这一现象清楚地反映了冬眠心肌的存在。此外,值得注意的是,心肌肥厚可能是年轻人心肌缺血的结果,在慢性缺血解决后,可能发生心肌重吸收(发生细胞凋亡后)。

弥漫性心肌病也可见于某些左冠状动脉异常起源于右前窦的患者。在这种情况下,缺血可能是心肌病的原始原因,但如前所述,这一事件必须是由临床或亚临床的阵发性阻塞[痉挛和(或)凝血]引起的,随后是自发的血运重建。在这些病例中,血运重建可以防止进一步恶化,但可能不能完全恢复心肌功能。

9)容量超负荷:冠状动脉瘘可能会因为造成大量血液通过瘘管分流而导致心脏增大和容量(舒张期)负荷过重。根据冠状动脉瘘血流的程度和接受腔或血管的大小,不同的心腔会受到不同程度的影响。冠状动脉瘘引流到体循环静脉、冠状静脉窦、右侧心腔或肺动脉(包括冠状动脉异常起源于肺动脉)时,会在达到或接近体循环压力时引起左向右分流,导致容量超负荷(伴有心腔扩张和舒张期负荷增加)。肺动脉高压仅见于冠状动脉瘘引流到右心室或肺动脉的病例,因为从不会达到分流过多的程度(即大于体循环心输出量或导致肺血流量/体血流量>2∶1)。同时伴有缺血和(或)原发性心肌病的患者可能难以耐受容量超负荷,就像 ALCAPA 中的情况一样。

冠状动脉起源和走行异常可增加治疗获得性或先天性阻塞性疾病时冠状动脉成形术的技术难度。选择性插管困难,指引导管支撑力可能受损,特别是当冠状动脉与主动脉呈切线发出时,以及在主动脉瓣窦中心以外的位置开口时。在左主干缺如的情况下,每个单独的左侧动脉主干(左前降支和回旋支)都比正常情况下小,指引导管很容易嵌顿。关于介入治疗时适用于这些病例的导管的讨论超出了本书的范围,但已包含在介入心脏病学等其他书籍和文献中。

异位冠状动脉可能使相关心脏疾病的外科治疗复杂化。例如,当异位动脉环绕或经过主动脉或二尖瓣环附近时,在主动脉或二尖瓣置换时进行主动脉切开或缝合期间,该动脉可能受到损伤。在其他常规冠状动脉旁路手术期间,外科医生可能发现目标冠状动脉在心肌内走行。在这种情况下,可能找不到异常动脉,或其去顶可能导致心腔壁穿孔。此外,异常的冠状动脉分支模式,如右冠状动脉分离或左前降支分离,可能会使不熟悉它们的外科医生感到困惑,并可能导致不完全或错误的旁路移植。

第 5 章
冠状动脉异常与二叶主动脉瓣

很多年前，Roberts 和卢波（Loube）就报道过，单一冠状动脉的存在常常与二叶主动脉瓣膜有关联。1971 年，希勒斯塔（Hillestad）和埃（Ei）就发表过类似的声明。然而，这两项研究的病例数量有限。事实上，冠状动脉异常合并二叶主动脉瓣并不常见。这两种先天性缺陷常常被单独报道。左优势型的冠状动脉是二叶主动脉患者的唯一冠状动脉特征。一项关于叙利亚仓鼠的研究得出一个相反的结论，二叶主动脉瓣与左冠状动脉起源异常存在显著的相关性。我们将讨论这一关联，因为我们相信这一信息有助于研究二叶主动脉瓣膜与冠状动脉起源异常的致病因素。

5.1　主动脉瓣在叙利亚仓鼠中的研究 ————————●

叙利亚仓鼠的正常主动脉瓣膜由三叶组成，包含三个主动脉窦——右窦、左窦、后窦（类似于人类体内的后窦）。从心室角度看，每个窦口之间存在一个三角形纤维素性叶片。叙利亚仓鼠的先天性二叶主动脉瓣膜类似于人类主动脉瓣膜中的前后窦口，其拥有两个窦口、两个小叶、两个小叶内三角。

在一些二叶主动脉瓣的叙利亚仓鼠中，有一些主动脉窦口腹侧发育出"嵴"结构。"嵴"结构大小不一，被视为主动脉的边界所在。在很多组织学检查中认为，"嵴"结构类似于真正的组织连接接缝。含有"嵴"结构的动物，其腹侧接缝处距离要长于背侧。而二叶主动脉瓣的叙利亚仓鼠没有"嵴"结构，两侧接缝的距离都是一样的。

叙利亚仓鼠组织解剖学研究显示主动脉瓣形态具有连续的表型频谱。表型频谱一端是没有融合的三叶主动脉瓣，另一端是没有"嵴"结构的二叶主动脉瓣。中间为过渡区域。胚胎学研究表明，这种瓣膜的所有变异都是由 3 种间充质瓣膜垫层（右、左、背）发育而来。此外，左右瓣膜垫层在起初的融合是形成二叶主动脉瓣的关键因素。此外，基于交叉实验的研究显示主动脉形态表型与某种遗传模式有关。

1. 叙利亚仓鼠的正常冠状动脉解剖

叙利亚仓鼠的心脏没有室间沟,冠状动脉从主动脉发出后不久就进入心肌。两个冠状动脉中右冠状动脉发自右主动脉窦,左冠状动脉发自左主动脉窦。当主动脉瓣膜是两叶的时候,左右冠状动脉分别发自腹侧主动脉窦的左右两端。

右冠状动脉供应心脏右侧的血液。右冠状动脉主干走行平行于右房室沟,供应右心房及右心室腹侧面血液。右冠状动脉主干通常存在发育良好的圆锥支以及分支指向心尖部的锐圆支。右冠状动脉远端到达心脏边缘时发出两条分支:右旋支及后室间支,用以供应右心室背侧心肌血液。

左冠状动脉供应心脏左侧血液。左主干经过心脏背侧肺动脉主干后进入心肌。在到达心脏钝缘之前发出供应左心房的分支。在一些病例中可见到发自左冠状动脉而非右冠状动脉的锐圆支。

左冠状动脉的分支变化较大。主干血管通常在心脏钝缘即发出分支。其中一个主要分支血管即钝缘支供应左心室的腹侧血液。另一分支发出左回旋支和左室后支,用以供应左心室后侧壁心肌血液。在一些心脏中,左冠状动脉类似于扇形分开,直接发出钝缘支、左回旋支、左室后支。

室间隔主要由一支间隔动脉供应,偶尔会有两支间隔动脉。70%的心脏中间隔支发自左冠状动脉,28%的心脏间隔支发自右冠状动脉,只有2%的心脏中可见两支间隔支,分别来源于左右冠状动脉。间隔支供应大部分室间隔腹侧以及背侧的血液,发育良好的间隔支是哺乳动物冠状动脉的重要特征。

2. 叙利亚仓鼠的异常冠状动脉

两个冠状动脉窦在叙利亚仓鼠中其实很常见,第三个冠状动脉窦虽然少见,但也被认为是正常结构,并不能归为异常现象。第三个冠状动脉窦开口的出现是间隔支或锐缘支各自起源的结果。

以下叙利亚仓鼠结构被视为异常的冠状动脉:起源于主动脉的孤立右冠状动脉窦口或起源于主动脉的孤立左冠状动脉窦口;起源于肺动脉的左冠状动脉窦口;起源于主动脉窦背侧的左冠状动脉;第三个冠状动脉起源于肺动脉的副冠状动脉;一个孤立的右冠状动脉口在主动脉;一个孤立的左冠状动脉口在主动脉。

1) 起源于主动脉的孤立右冠状动脉窦口:叙利亚仓鼠最常见的冠状动脉异常是孤立的右冠状动脉开口,其中发现两种异常类型:左冠状动脉起源异常(86%),右冠状动脉起源异常(14%)。在左冠状动脉起源于右冠状动脉的叙利亚仓鼠中,当主动脉瓣为三尖瓣时,右冠状动脉是正常的,而当主动脉瓣为二叶瓣时,右冠状动脉来源于右主动脉窦,除此之外,还有一个真正的左冠状动脉存在。左主干起源于右冠状动脉,靠近主动脉(79%),或起源于中隔动脉(21%),中隔动脉是右冠状动脉的一个分支。左主干通常穿过小叶间隔到达肺下漏斗的左缘,再分为钝缘支、左旋支和室背支。然而在一些心脏中左主干在心室壁内沿右心室流出道前走行,在心脏左缘分为正常的左冠状动脉分支。偶尔可见左主干无左旋支。在这种情况下,右旋支比正常大,并供应左心室背侧血供。

2）起源于主动脉的孤立左冠状动脉窦口:这种异常现象在叙利亚仓鼠中很少见。事实上只有17个病例被报道,而且都与主动脉瓣三叶畸形相关,在这些心脏中,左冠状动脉起源于左主动脉窦。中隔动脉起源于左主干。此外,右冠状动脉的分支血管都尚存。大多数情况下(92%),右冠状动脉起源于中隔动脉;然而,在少数病例(8%)中,右冠状动脉直接起源于左主干,并穿过室间隔到达心脏右侧。

3）起源于肺动脉的左冠状动脉窦口:左冠状动脉起源于肺动脉的异常是叙利亚仓鼠中第二常见的冠状动脉异常。在有此异常的叙利亚仓鼠中,有2例冠状动脉病变。当主动脉瓣正常时,右冠状动脉起源于右主动脉窦;当主动脉瓣呈二叶瓣时,右主动脉窦起源于腹主动脉窦。左冠状动脉起源于左肺动脉,右侧冠状动脉扩张、迂曲,分支多样;然而,血管的几个分支供应左心室。左冠状动脉较小,分支较少。虽然两支冠状动脉之间的吻合排列不同,但右冠状动脉的一个或多个分支向左心室延伸,与左冠状动脉相连。

4）起源于主动脉窦背侧的左冠状动脉:叙利亚仓鼠第三常见的冠状动脉异常是来自主动脉窦背侧的左冠状动脉起源异常。这种异常可以分为两种主要类型。其中一种为左右冠状动脉及其分支异常。第二种类型是钝缘支和心室背侧支均起源于右冠状动脉,而左旋支则独立起源。在两种类型的异常心脏中,当主动脉瓣为三尖瓣时,右冠状动脉起源于右主动脉窦;当主动脉瓣为二尖瓣时,右冠状动脉起源于腹主动脉窦的右侧。当主动脉瓣为三尖瓣时,左主冠状动脉或左旋支起源于主动脉窦背中心,当主动脉瓣为二尖瓣时,左旋支起源于主动脉窦背中心(或左连合附近)。从主动脉窦背侧发出的冠状动脉总是相对于主动脉壁形成一个锐角。中隔动脉通常起源于右冠状动脉(94%)。然而在一小部分病例中,它既可以起源于主动脉的一个单独的口又可以起源于左主干。

5）起源于肺动脉的冠状动脉副动脉:在叙利亚仓鼠中,只观察到2例起源于肺动脉的第三个冠状动脉副动脉起源;两颗心脏的主动脉瓣都是三叶瓣类型。在此异常中右冠状动脉正常分支,但右旋支通过背室间界供应左心室背侧壁。左冠状动脉起源于左主动脉窦,并沿室间隔延伸成为真正的室间隔支。副冠状动脉比左冠状动脉小,两支血管吻合。

5.2　叙利亚仓鼠冠状动脉异常与二叶瓣主动脉瓣的关系

关于冠状动脉异常和二叶瓣之间关系的知识来自对叙利亚仓鼠单近亲繁殖谱系的研究。该谱系起源于一对没有血缘关系的叙利亚仓鼠,它们有正常的冠状动脉和主动脉瓣,通过与同胞繁殖产生的后代而得以延续。我们培育了 28 个近交系,1 700 多只叙利亚仓鼠。这些近交系叙利亚仓鼠冠状动脉异常的平均频率约为31%,二尖瓣主动脉瓣异常的平均频率约为 43%。

5.3　总结

根据关于冠状动脉血管形成的经典理论,近端冠状动脉发展为冠状动脉芽,从主动脉中抽出,与心外膜下的毛细血管周围丛相连。然而,对鹌鹑和雏鸡胚胎的研究结果则与这一经典理论相矛盾。对鹌鹑和雏鸡胚胎的研究表明,冠状动脉近端生长到主动脉,而不是从主动脉出来。内皮细胞从冠状动脉的 runcal 环向主动脉介质渗透,形成近端冠状动脉。在鹌鹑-雏鸡嵌合体的研究中,鹌鹑内皮细胞在几个位置生长到主动脉,但只有其中两个位置的毛细血管合并形成冠状动脉。因此,在胚胎学意义上,从肺动脉发出的左冠状动脉被认为与肺动脉相连,就像从主动脉窦背侧发出的左冠状动脉与肺动脉相连一样。

在对雏鸡的研究中,胡德(Hood)和罗森奎斯特(Rosenquist)表明,切除心脏神经嵴会导致冠状动脉异常。这些研究者的结论是,冠状动脉近端正常起点的所有解剖特征依赖于或受神经嵴的影响。神经嵴细胞的缺失导致近端冠状动脉发育的空间障碍,从而导致冠状动脉广泛异常。在最近的雏鸡研究中,Waldo 和同事表明冠状动脉和主动脉窦的中膜不包含心脏神经嵴细胞;因此,神经嵴细胞并不直接诱导毛细血管渗透。然而,研究者已经证明了副交感神经节与来自心脏神经嵴和持续的冠状动脉的神经之间的唯一联系。这一发现表明,副交感神经节的存在对最终冠状动脉的存活是必要的。

在叙利亚仓鼠中,从对耳鼻根畸形、气门垫发育不全的研究或在一些其他经典的研究中可以得出,二尖瓣主动脉瓣病变的形成是在正常的瓣膜穿刺后发生的。双叶主动脉瓣形成初期左右瓣垫的融合是形成双叶主动脉瓣的关键因素;因此,我们推测气门垫的融合是心脏神经嵴细胞异常行为的结果。

这种说法基于 3 个事实。首先,心脏神经嵴产生了支持主动脉弓和主动脉-肺间隔发育的外叶间充质,主动脉-肺间隔将心脏流出道分为主动脉弓和肺动脉。其次,在鹌鹑-雏鸡嵌合体胚胎中,来自心脏神经嵴的外胚间充质细胞在主动脉瓣和肺动脉瓣原基上定植。这一观察结果表明,神经嵴细胞参与了心脏半月瓣的形成。再次,人类的二尖瓣与主动脉弓和其他神经系统的先天性畸形显著相关。

总之,这些观察提示神经嵴细胞的缺陷可能是叙利亚仓鼠冠状动脉和主动脉瓣异常的常见原因。但要证实这一假设,还需要进一步的研究。

第6章
冠状动脉瘘

在 1865 年公布的首例冠状动脉-心腔瘘的报告中,克劳斯(Krause)描述了异常血管引流汇入肺动脉。1906 年,艾伯特(Abbott)详细描述了这些病变的病理学。40 余年后,比约克(Bjork)和克拉福德(Crafoord)报告了首例冠状动脉瘘的手术治疗。1963 年,霍勒(Haller)和利特尔(Little)首次使用术前血管造影诊断冠状动脉瘘。之后,很多病例报告和小型研究进一步增加了我们对这种异常病变的解剖、生理学和治疗的了解。

冠状动脉瘘见于 0.2% 的冠状动脉造影患者,是最常见的显著影响血流动力学的冠状动脉先天畸形,在先天性心脏病患者中发现率为 1/50 000。

6.1 解剖

当在矫正 ALCAPA 的任何技术中使用体外循环时,左侧和右侧肺动脉应使用无损伤血管钳或止血带夹闭,以防止在肺动脉干减压时发生冠状动脉窃血。

先天性冠状动脉瘘可能来自一些大的或小的冠状动脉分支(表 6-1)。可能为单一瘘或多发瘘。多发瘘通常仅累及单一冠状动脉系统,要么是右冠状动脉,要么是左冠状动脉,极少累及两个系统。在对 97 例先天性冠状动脉瘘患儿的回顾中,麦克纳马拉(McNmara)和格罗斯(Gross)发现冠状动脉瘘位于右冠状动脉者占59%,位于左冠状动脉者占 32%,单一冠状动脉系统受累占 7%,而双系统受累占 2%。

表 6-1 冠状动脉瘘的特征及具体表现

特　　征	具　体　表　现
起源	右冠状动脉:50%~60%;左冠状动脉:30%~40%;多支冠状动脉:2%~5%

续　表

特　征	具　体　表　现
终点	90% 病例位于右心：右心室,50%～55%；右心房或腔静脉,20%～25%。肺动脉,10%～20%
类型	简单瘘向心腔(侧边连接或末端连接)；多个连接点；丛状(或微血管扩张：通向左心室或肺动脉)；边-边型
"继发瘘"或冠状动脉侧支	在法洛四联症、肺动脉瓣闭锁中伴有心脏肿瘤、血管瘤、错构瘤、黏液瘤

　　瘘管连接可以将血液引流入任何一个心腔、肺动脉或中心静脉。然而,右心是最常见的引流方向,无论是右侧还是左侧的冠状动脉瘘,有 90% 都引流向右心。在所有冠状动脉瘘的病例中有 52% 引流进入右心室,引流进入右心房和中心静脉者占 24%,引流进入肺动脉者占 14%。

　　冠状动脉瘘引流进入左心结构者仅占不到 10%。在对 171 例先天性冠状动脉瘘患者的全面回顾中,里滕豪斯(Rittenhouse)和同事报告了仅有 6% 的患者引流入左心,其中 4% 汇入左心房,2% 汇入左心室。这些百分比与其他儿童患者的报道相一致。

　　尽管冠状动脉瘘某些时候是独立的病变,但是更多是与其他先天性冠状动脉畸形相伴随。右心室和左心室流出道的严重梗阻促使患者易于发生冠状动脉瘘。冠状动脉瘘与右心室相交通常见于那些严重肺动脉瓣狭窄或肺动脉瓣闭锁且室间隔完整的患者。同时罹患肺动脉瓣闭锁、冠状动脉瘘以及近段冠状动脉狭窄的患者,其心室肌的主要供血可能就是通过冠状动脉瘘连接来自右心室。这种情况被称为"右心室依赖冠状动脉循环"。

6.2　胚胎学

　　在胚胎发育早期,高度小梁结构心室肌的血液灌注主要来自心室腔内。内皮细胞生长穿透心肌,形成小梁间隙,增加了内皮表面积并改善心肌灌注。冠状动脉最初表现为外膜下间隙里的内皮通道,最终与心肌内的毛细血管网相交通。随着通过冠状动脉的血流量增加,心肌内窦状隙退化并逐渐闭合。如果窦状隙没有退化,则在冠状动脉和心腔之间会持续存在可交通的冠状动脉瘘。

　　先天性病变如肺动脉闭锁伴室间隔完整者,体循环或超体循环的右心室压力可能会阻止窦状隙的正常退化过程。

6.3 病理生理学

冠状动脉瘘的血流动力学效应取决于瘘终端位置以及瘘连接的直径和长度。引流入右心的冠状动脉瘘形成了左向右分流,增加了受血心腔的血流量。低阻力的较大的冠状动脉瘘可形成较大的左向右分流($Qp：Qs>2：1$),会对肺动脉产生显著的容量超负荷,继而这个容量负荷会加诸于左心室。如果冠状动脉瘘引流入右心房、右心室或体静脉,右心室的容量负荷也会增加。这种左向右分流是强制性的,并且通常不受肺血管阻力的影响。分流可导致右心腔显著扩张。分流导致的容量负荷增加可造成肺血管阻力升高,但尚未在冠状动脉瘘患者中见到艾森门格综合征(Eisenmenger syndrome)。

引流入左心的冠状动脉瘘只会引起左心室的容量负荷显著增加。冠状动脉瘘引流入左心室时,血流动力学后果与主动脉瓣关闭不全相似,因为血流在舒张期从主动脉进入左心室。

冠状动脉瘘可使心肌的血液发生转移,因此形成了冠状动脉窃血。在这种情况下,心肌灌注降低,进而可引起缺血。然而,即便是有较大的冠状动脉瘘存在,缺血在儿童患者中并不常见。

6.4 临床表现

大部分先天性冠状动脉瘘患者都没有症状。症状通常是因为较大的左向右分流造成心室容量超负荷,可在从婴儿期到四五十岁之间的任何时候出现。偶有婴儿会出现呼吸急促、出汗、易激惹及喂养困难。年龄大些的患者可能出现疲劳、劳力性呼吸困难、水肿、心悸及胸痛。然而,即使已经出现了心脏扩大,大多数患者仍可茁壮成长并保持活力,拥有正常的活动耐量。

尽管与先天性冠状动脉瘘相关的并发症罕见,患者仍可能就医。可能会出现劳力性心绞痛,这种症状可见于儿童,并有心肌梗死的临床证据。运动试验极少发现缺血。约有10%患者发生亚急性细菌性心内膜炎。极少数扩张的冠状动脉瘘会撕裂造成心包积血。瘘管内血栓形成可造成瘘血流减少或引起心肌梗死。

大部分冠状动脉瘘患者可在心前区听诊时闻及连续性杂音。冠状动脉瘘引流向左心室时仅产生舒张期杂音。杂音最强的部位可能有助于判定瘘的部位。

与非常大的左向右分流相关的体征(心脏增大、抬举性心尖搏动、奔马律、肝大及呼吸功能受损)罕见。在舒张期,血流从主动脉进入低压力心腔可引起脉压增宽。

6.5　诊断评估

　　先天性冠状动脉瘘患者通常表现为连续性杂音,伴或不伴心脏增大。杂音位置可能有助于排除其他先天性心脏病。临床表现与冠状动脉瘘相似的病变包括动脉导管未闭、室间隔缺损伴主动脉瓣关闭不全等。ALCAPA 可与冠状动脉瘘的临床表现相似,特别是在心电图上可见到缺血或梗死的证据时(但存在冠状动脉瘘的情况下,上述心电图表现罕见)。

　　心电图表现一般是正常的或非特异性的。约 60% 患者有右侧、左侧或双侧心室肥厚。心电图极少见到心肌缺血或心肌梗死的证据。如果冠状动脉瘘引流入右心房或中心静脉,房颤可成为成人患者晚期并发症。

　　超声心动图在 20 世纪 70 年代中期最先用于冠状动脉瘘患者的评估。在最初报告的病例中,根据大的左向右分流的证据(右心室扩张及室间隔反常运动)提出诊断,同时需要排除其他先天性心脏病变。随着超声心动图技术的改进,发现近段冠状动脉扩张以及看到发生冠状动脉瘘的动脉变得更加准确。这些改进与多普勒发现湍流,提高了超声心动图的诊断能力。使用多普勒彩色血流图可以检测到冠状动脉瘘中的连续性血流以及血流喷射入终端心腔。对瘘管以及终端心腔的定位有助于决定适当的治疗,是采用内科治疗还是外科治疗。

　　侵入性超声可能有助于诊断冠状动脉瘘并辅助其治疗。与超声心动图对比,在心导管术中施行超声心动造影可有助于判定冠状动脉瘘的终端腔。超声心动造影的操作过程是将生理盐水(或靛青染料)注入主动脉根部。

　　经食管超声心动图能辅助诊断冠状动脉瘘,特别是在那些肥胖的患者经胸探查窗较差的情况下。此外,经食管超声心电图能用于围手术期评估手术矫正是否成功。

　　磁共振成像可用于诊断冠状动脉瘘。这种检查可以在较大的范围内进行多平面的检查,以获得病变的最佳视图,而无须使用造影剂。可以通过使用"自旋回波"和三维重建的方法提高磁共振成像的敏感性。

　　心肌灌注扫描和负荷试验可检测成年人和大龄儿童的低灌注区或缺血区,但不能常规用于婴儿和幼龄儿童。心肌负荷灌注扫描对于孤立冠状动脉瘘的大龄儿童或成人患者可有助于排除缺血诊断。冠状动脉瘘合并结构性心脏异常患者的心肌灌注扫描结果是异常的,但这种异常结果并不是缺血或低灌注的特异性相关表现,这个事实对接受心脏手术的患者尤其重要。

　　心导管术是明确先天性冠状动脉瘘患者解剖和血流动力学状态的最准确的方法,心导管和血管造影术是诊断的金标准,对通过非侵入性检查仍无法在解剖学或生理学上确定这种病变是否存在的患者,应予施行心导管和血管造影术。

如果冠状动脉瘘引流入右心或腔静脉或冠状静脉,则血流动力学评估表现为氧饱和度递增,最先出现氧饱和度增加的心腔通常是冠状动脉瘘终端位置。

氧饱和度数据可用于计算左向右分流的程度和通过冠状动脉瘘的绝对血流量。分流量大的患者肺血管阻力可逐渐增高。冠状动脉瘘较大者脉压通常增宽,但是血压也可能正常。

在血管造影中可以清晰地看见冠状动脉解剖结构、冠状动脉瘘及其终点。在主动脉根部,注射造影剂可使两侧的冠状动脉都显影,让冠状动脉瘘变得清晰可见,并且能排除其他引起左向右分流的病变(动脉导管未闭、主肺动脉窗和主肺动脉侧支)。主动脉根部造影提供了关于冠状动脉瘘数量和分布的初始信息。选择性冠状动脉造影对评估冠状动脉解剖非常重要,包括瘘管、是否有血管瘤形成以及瘘管连接的腔室。此外,从冠状动脉瘘发出的营养支也可以看到。当较大的瘘具有明显血流(Q_p∶Q_s>2∶1)时,通过冠状动脉导管手动注射造影剂可能不足以充分显影冠状动脉或冠状动脉瘘,因此有必要使用带侧孔造影导管行选择性血管造影并机械注射造影剂。儿童患者可能需要"后靠位"(左后足倾位)主动脉造影以更好地观察冠状动脉瘘连接。

6.6　鉴别诊断

先天性冠状动脉瘘患者的影像学表现通常正常或者没有特异性。如果冠状动脉瘘位于右心,且左向右分流较小,胸片可能是正常的。分流较大的患者,可能会看到心脏增大、肺血管影增宽等非特异性征象。如果冠状动脉瘘位于左心,则受累的结构会扩张,年长的患者可在受累冠状动脉发生钙化的动脉瘤。

6.7　治疗

冠状动脉瘘连接冠状动脉和心腔的患者大部分都没有症状。有症状或有心脏血流动力学异常的患者均应进行冠状动脉瘘封闭,这样可以缓解症状并改善心功能。有些研究人员推荐对无症状患者也进行冠状动脉瘘封闭,因为这些患者也有发生包括心肌缺血、梗死、心内膜炎及冠状动脉瘤破裂在内的晚期并发症的风险。

无症状患者选择性封闭冠状动脉瘘并没有获得广泛认同。对于大部分冠状动脉瘘较小(Q_p∶Q_s<1.3∶1)的儿科患者,推荐进行预防心内膜炎的预期管理。有报道极少数病例的先天性冠状动脉瘘自发性闭合。如果患者有症状或流经冠状动

脉瘘的血流量增加,则应进行封闭治疗。

1. 经皮导管技术

经皮导管技术用于封闭冠状动脉瘘已经有较长的历史了。1983 年,里迪(Reidy)和同事报道了首例冠状动脉-肺动脉瘘经导管封堵术。他们用一个较小的可拆分的球囊堵塞了冠状动脉-肺动脉瘘的分支。到 20 世纪 90 年代,其他封堵装置也逐渐被广泛应用,如金属可拆分线圈、双伞装置以及聚乙烯醇泡沫微粒。封堵装置通过正向和逆向途径进行放置。现在认为经导管封堵是有效的,且并发症和死亡率均极低。

在得克萨斯州儿童医院,研究人员使用 Gianturco 线圈和 Target 线圈封堵冠状动脉瘘。最初进行选择性冠状动脉造影的目的是明确冠状动脉解剖、冠状动脉瘘终点的位置、是否有动脉瘤形成以及滋养血管的起源。术中静脉内给予肝素(50～100 U/kg)抗凝,在逆向途径中,使用一种共轴系统(Fasttracker 灌注导管)在准备放置线圈的适当位置放置一个小直径端孔导管,在正向途径中,冠状动脉导管可以插入瘘口的下游释放线圈。线圈大小取决于植入处血管的直径和长度。在线圈释放的过程中,应对患者进行持续心电监护。线圈释放后,复查冠状动脉造影以评估冠状动脉灌注和冠状动脉瘘封堵情况。

经导管封堵并不适用于所有冠状动脉瘘病变,如果瘘管处无法插入适当的导管,或存在多发瘘,或者手术可能不经意间造成冠状动脉滋养血管的堵塞,则不能使用封堵装置。此外,瘘管太短也不能行经导管封堵。

2. 手术治疗

由于冠状动脉瘘的解剖学多样性,研究人员发明了好几种手术。手术的目的是在不减少冠状动脉滋养血管血流的情况下消除冠状动脉瘘。选取哪种手术取决于冠状动脉解剖。如果冠状动脉瘘能在心脏表面被识别出来,可施行简单结扎。为了防止心肌缺血,应在血管冠状动脉瘘进入心腔的位置进行结扎。如果无法在心脏外部识别出冠状动脉瘘,则只能从内部经冠状动脉瘘终点所在心腔进行闭合。在冠状动脉和心腔之间有多条侧支交通的患者,可考虑行切线动脉缝合术。在这种技术中,通过触诊受累血管表面震颤定位冠状动脉瘘的位置,然后在冠状动脉下方行多重水平褥式缝合。提示冠状动脉瘘完全封闭的征象是震颤消失,相应心腔缩小,心腔增高的氧饱和度回落正常(血氧定量法),以及经食管超声心动上残留冠状动脉瘘血流的多普勒证据消失。据 1992 年报道,得克萨斯州心脏研究所的外科医生们对 104 例患者进行治疗,使用内部封闭者占 46%,切线动脉缝合者占29%,远端结扎者占 11%,近端和远端结扎者占 7%,结扎和旁路移植者占 4%,通过因血管瘤造成扩张的血管内部闭合者占 3%。

进行简单结扎术可不需要体外循环。然而,当从心脏内封闭冠状动脉瘘或当暴露途径困难时,应使用体外循环。如果冠状动脉瘘位于左侧房室沟、分布于回旋支或右冠状动脉远段时,暴露通常比较困难。如果冠状动脉瘘位于冠状动脉走行中而不是位于末端,为了防止损伤冠状动脉,应使用体外循环。

在一个共 174 例接受手术治疗的冠状动脉瘘患者的报道中,死亡率为 4%。伴随的心脏缺陷可增加手术死亡率,并发症通常是由结扎后的缺血事件所致,右冠状动脉到左心室瘘患者或瘘伴较大动脉瘤的患者发生并发症的风险较高。在所有报告中,复发率均较低,晚期结果较好。

第 7 章
冠状动脉异常起源于肺动脉

布鲁克斯(Brooks)在 1886 年首次定义了 ALCAPA 的解剖和血流模式。1908年,艾伯特在一位意外死亡的 60 岁妇女身上观察到了这种异常。布兰德(Bland)、怀特(White)和加兰(Garland)在 1933 年首次对 ALCAPA 在婴儿期的表现做出临床描述, ALCAPA 也被称为"布兰德-怀特-加兰综合征(Bland-White-Garland syndrome)"。古莱(Gouley)描述了无症状成年患者的 ALCAPA 生理学特征。在1955 年,保罗(Paul)和罗宾斯(Robbins)报道了首例因心包积血行手术治疗的ALCAPA 患者。

ALCAPA 在先天性心脏畸形中占 0.24%,在新生儿中发病率约 1/300 000,18%的患者在 2 岁之前出现充血性心力衰竭。虽然 ALCAPA 往往是致命性的,但如果能早期诊断就可以通过手术矫正,因此,所有低龄患者均应早诊断、早治疗,特别是表现为充血性心力衰竭的婴儿患者。

7.1 解剖

异常的左冠状动脉可以起源于肺动脉的任何部位,但是最常见的是起源于肺动脉的左窦(图 7-1)。其他可能的起源部位包括肺动脉右窦、肺动脉主干和肺动脉分支(通常是右肺动脉)。

尽管通常是典型的单发心脏畸形, ALCAPA 可合并其他先天性心脏畸形,如室间隔缺损、房室通道、法洛四联症、永存动脉干和主动脉瓣狭窄。患者的临床表现取决于相关畸形对心脏的生理影响以及 ALCAPA 所引起的心肌缺血。

7.2 胚胎学

对鹌鹑和鸡胚胎的实验研究表明,为胚胎心肌提供营养的冠状动脉的形成经

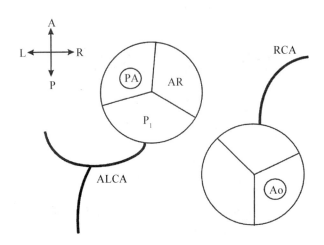

图 7-1　左冠状动脉最常见的异常起源是肺动脉左窦

ALCA=异常的左冠状动脉；Ao=主动脉根部；AR=肺动脉右窦；P_1=肺动脉左窦；

PA=肺动脉根部；RCA=右冠状动脉；L=左侧；R=右侧；A=前侧；P=后侧

历了 3 个发育期：第一期，小梁内窦状隙网络形成并扩展到心室腔。第二期，线性血管内皮通道在心外膜下形成，这些通道穿透心房和心室壁心肌，其中一部分与窦状隙的毛细管网相交通，血管通道在心外膜下基质最丰富的部位发育，如房室沟、窦房沟和室间沟。第三期，发育成管腔并形成肌性冠状动脉并与左右冠状动脉近端相延续。

毛细管丛围绕动脉干并与近段冠状动脉相交通，形成了一根较大的近端冠状血管，在主动脉窦的位置穿入主动脉壁。

有两种理论解释左冠状动脉在胚胎发育过程中起源于肺动脉。第一个理论是圆锥动脉干分隔发生异常，在正常情况下，当圆锥动脉干分隔成为大动脉时，近段冠状动脉在升主动脉根部穿透主动脉壁，如果圆锥动脉干分隔为大血管异常，左冠状动脉可能穿透肺动脉的根部。第二个理论是，圆锥动脉干发育正常，但近段左冠状动脉异常穿透了将发育成肺动脉的一部分的圆锥动脉干壁。尽管如此，冠状动脉起源异常的确切机制尚不清楚。

7.3　病理生理学

因为心肌组织可以高效地从冠状动脉循环中汲取氧气，耐受低氧分压的范围比较大，正如发绀型先天性心脏病患者的表现。相反，低灌注压和低血流速度则是无法耐受的。ALCAPA 患者是由于低灌注压而引起心肌缺血。

在出生前,由于动脉导管将肺动脉与主动脉连通,肺动脉压等于体循环压。因此,即使存在左冠状动脉异常的情况,心肌灌注也是正常的,但氧分压是降低的。因为虽然心肌灌注正常,但是冠状动脉内侧支血管并没有发育完善(图 7-2)。出生后,肺动脉压降低,加上左心室壁内压升高,导致左心室灌注减少。肺动脉舒张压下降,冠状动脉灌注减少,从而引起心肌缺血,导致多种病理生理学反应。

ALCAPA 儿童患者,肺血管阻力通常是逐渐下降的。左心室心肌灌注减少,心室功能恶化,导致左心室舒张末压升高,进而导致左心房压力升高,造成肺动脉压升高。这种继发性肺动脉高压反而改善了异常的左冠状动脉的灌注,延缓了心肌缺血的进程。然而,出生后 6~8 周肺动脉压通常会下降到很低的水平,可造成心肌灌注压降低。一些患者会在此时出现 ALCAPA 早期症状。

而其他患者,由于大量心肌内侧支网络发育并建立起充分的从右冠状动脉到左冠状动脉的循环,可初步改善灌注。在这样的情况下,左冠状动脉的充盈依靠逆向血流。但是,由于左心室壁张力高于肺动脉压,左冠状动脉里的氧合血流将被引流入低压力的肺动脉系统。这种肺动脉窃血现象降低了心肌的灌注(图 7-2)。

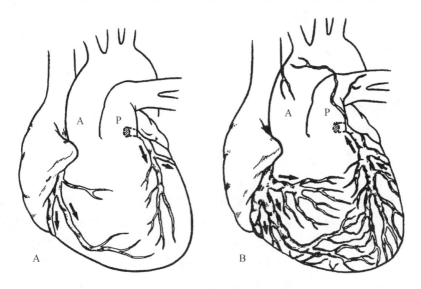

图 7-2　起源异常的左冠状动脉

　　A. 新生儿肺动脉压升高。来自肺动脉的乏氧血流向充盈异常的动脉。B. 肺动脉压随着年龄的增长而降低。右冠状动脉发育出侧支血管通向异常的动脉。氧合血通过逆流方式充盈异常的动脉。当血流从异常的左冠状动脉流入肺动脉时,称为肺动脉窃血
　　A = 主动脉;P = 肺动脉

然而,如果心肌有足够的血供,患者可以在出现低水平、进行性心肌缺血的症状前长大成人,或者出现 ALCAPA 的成年型表现。Brooks 在 1886 年首先提出了窃血现象的假说,他指出异常的冠状动脉不仅不能为心肌供血,反而会将氧合血从心

脏向肺动脉转移（左向右分流）。他的假说稍后得到了由萨比斯顿（Sabiston）及其同事和爱德华兹（Edwards）进行的尸检研究的支持。

7.4 病理学

由于 ALCAPA 患者心肌灌注非常差，左心室缺血并扩张。心脏的重量由于心肌肥厚而显著增加，这种心肌肥厚继发于前负荷增加和心肌缺血。继而，心肌肥厚加重心肌缺血，造成进行性纤维化和心肌功能的恶化。在左心室心肌内层的 1/3～1/2 均能发现新发性或陈旧性心肌梗死。瘢痕化程度范围从心内膜下区域纤维化到完全钙化；此外，还可能发生继发性心内膜纤维化和左心室心尖部瘤样扩张。

右冠状动脉扩张的部分逐渐变得迂曲。检查通常可见发育良好的冠状动脉内侧支血管网。

表现为充血性心力衰竭的 ALCAPA 患者常伴有二尖瓣功能异常。二尖瓣环和乳头肌经常受到缺血的影响。前乳头肌通常受累，但双侧乳头肌可能都有梗死和瘢痕化的区域。这种瘢痕化，与钙化和腱索短缩共同造成了二尖瓣功能不全。此外，心内膜纤维化可能在毗邻的心肌组织中发生，并削弱二尖瓣功能。

7.5 临床表现

1968 年，韦塞尔赫夫特（Wesselhoeft）等建立了一个根据患者初始表现进行 ALCAPA 分类的系统。尽管临床上不再使用，但这个系统在描述这种疾病的临床表现时大有裨益。Wesselhoeft 和其他研究者回顾了 140 例 ALCAPA 病例，82% 具有婴儿期表现，18% 则为儿童期或成人期表现。患者被划分为 4 组，第一组是最大的一组，由年龄在 6 周至 4 个月的患者组成，具有呼吸急促、喘息和发育停滞的表现，其他与喂养相关的典型症状包括心绞痛样发作，突然烦躁，面色苍白或灰暗。此外，还会出现心脏扩大。如果不行外科手术，第一组患儿在 1 周岁前的死亡率可高达 90%。第二组，患者在 4 月龄前就出现二尖瓣关闭不全的杂音；1 周岁前死亡或左心室功能不全的风险显著低于第一组，但是所有第二组的患者均在青春后期或成年期出现充血性心力衰竭。相比而言，第三组患者数量少，相对无症状，年龄范围为 3～9 岁。他们最常见的症状是心绞痛（这些患者出现的连续性杂音是血流从左冠状动脉流入肺动脉而形成的，但常常被误判为动脉导管未闭）。第四组患者年龄范围为 16～60 岁，均表现为猝死。这些患者既往无心脏症状，所有猝死都发生在强体力活动时。

现在,ALCAPA 患者的分类以冠状动脉内侧支发育程度为基础。本病的婴儿患者侧支血管发育差,新生儿即表现出充血性心力衰竭、心绞痛样发作和呼吸窘迫。婴儿 ALCAPA 的病死率在 1 周岁前高达 90%。而本病的成人患者具有发育良好的侧支血管网为左心室心肌供养。尽管相对无症状,这些患者具有较高的猝死风险。他们的猝死风险高达 80%～90%,平均年龄为 35 岁。猝死可能与肺动脉窃血、冠状动脉内侧支进行性狭窄,或室性心律失常引起的急性心肌缺血有关。

ALCAPA 患者的临床表现:

婴儿 ALCAPA(侧支循环发育不良):充血性心力衰竭、心绞痛样发作;呼吸窘迫。

成人 ALCAPA(侧支循环发育良好):30 岁前无症状;心绞痛;气短;猝死。

特定的解剖学和病理生理学变异可改善生存率。如上所述,一个从右向左冠状动脉的发育良好的冠状动脉内侧支系统可以改善生存率。此外,当冠状动脉为右优势型并且直接为大部分心肌供血时,只有较小百分比的心肌组织面临缺血风险,也可以改善生存率。升高的肺动脉压有助于维持左冠状动脉灌注压,因而改善生存率。在超过体循环血压的肺动脉高压情况下,乏氧血供应左心室;由于心脏组织有摄氧能力,对血流充足的乏氧血耐受性比对低灌注压(和低血流)的耐受性好。最后,ALCAPA 患者可能在左冠状动脉开口存在狭窄,这种狭窄反而会因限制了肺动脉从左冠状动脉窃血而提高生存率。然而,这些患者仍然有缺血和猝死的风险,因为冠状动脉内侧支网络的血流并不可靠。

7.6　体格检查

由于 ALCAPA 患者临床表现多样,其体征也千差万别。体格检查可以有下列发现:发育停滞,体重低于正常;呼吸困难,表现为呼吸频率增加,肋间隙凹陷,肺部啰音,或急性肺水肿;肝大;继发于肺瘀血和(或)心输出量降低的外周发绀和(或)低灌注征象;心尖区连续性杂音(在婴儿期后变得更明显);额外心音奔马律(S3 和 S4 心音);二尖瓣反流的收缩期杂音(可能会随着心肌缺血的发生而出现显著变化),由于左向右分流产生的舒张期二尖瓣流入和二尖瓣反流同时存在;心脏扩大,有时会非常显著。

7.7　诊断评估

ALCAPA 患者的影像学没有特异性表现。主要的发现就是心脏扩大,心脏扩大是由左心房和左心室扩大造成的。二尖瓣功能不全明显的患者左心房扩大尤为显著。

心电图几乎总是提示近期或陈旧性前侧壁心肌梗死(图7-3)。有80%的患者在 I 导联、aVL 导联和 V4~V6 导联出现特征性 Q 波或 ST 段抬高。1995 年约翰斯鲁德(Johnsrude)和他的同事报告了特殊的心电图测量方法,用于 ALCAPA 和心肌炎及扩张性心肌病的鉴别。经过多重逻辑回归分析,他们建立起一个高度敏感和特异的方程,其中纳入了 I 导联的 Q 波宽度和 aVL 导联 Q 波深度和 ST 段的抬高幅度。

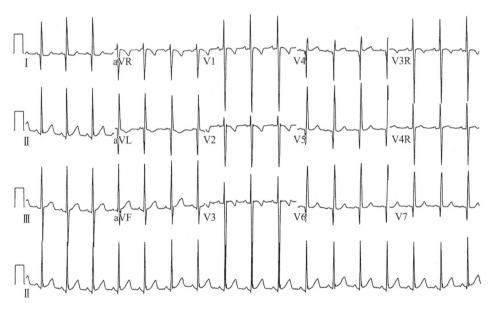

25 mm/s 10 mm/mV 150 Hz 003A-003A 12SL 250 CID: 36　　　　　EID:6 EDT: 02:12 17-NOV-1995 ORDER:

图 7-3　一名 2 岁 ALCAPA 患儿的心电图

I 导联和 aVL 导联以及左侧胸前导联可见深 Q 波,提示前侧壁梗死

最先将超声心动图用于评估 ALCAPA 患者的报道见于 20 世纪 80 年代早期。最初的报告中,在二维超声心动图上可见左冠状动脉异常起源于肺动脉。在无法看到异常开口的时候,根据较大的右冠状动脉可以怀疑 ALCAPA。如果能看到左冠状动脉起源于主动脉,显然可以排除 ALCAPA。单独应用二维或多普勒超声心动图有相对较高的假阳性率和假阴性率。当正常起源的左冠状动脉由于技术原因或解剖原因不可见时,就可以产生假阳性结果(例如,左冠状动脉异常开口于右瓣窦)。与此相反,左侧主动脉窦出现"无回声间隙"可做出假阴性诊断。这种错误解读通常与心包横窦(走行于主动脉根部和左心房之间)的表现有关。在这一领

域,多普勒研究至关重要。

多普勒彩色血流图对 ALCAPA 的超声心动图诊断大有裨益。采用这项技术,可以看到左冠状动脉从肺动脉的异常起源处出现一束持续的血流。这一发现与左冠状动脉 3 个主要节段的 2 个(左主干、左前降支和回旋支动脉)出现逆向血流相结合,即可诊断 ALCAPA。随着多普勒彩色血流图和其他复杂技术的出现,超声心动图已经成为筛查和诊断评估这种畸形的必要辅助检查。

心导管检查是诊断 ALCAPA 最准确、最直观的步骤。尽管这种异常有时可以根据超声心动图和其他非侵入性检查做出诊断,在心脏解剖或血流动力学方面不能确诊时仍应进行心导管检查和血管造影术(诊断的金标准)。

在对 ALCAPA 患者的心导管检查中,右心室到肺动脉的氧饱和度会出现超过4%的增幅。这个增幅是左向右分流的结果,即完全氧合的血液通过异常的左冠状动脉进入肺动脉。此外,氧饱和度的这种增幅可以用于计算左向右分流的程度。氧饱和度的较大增幅提示左冠状动脉向肺动脉的分流比较大。在没有其他结构性心脏缺陷的情况下,这种分流可以计量 ALCAPA 的瘘管血流。由于左心室功能差、二尖瓣功能不全,或者二者共存,左心室舒张末压和左房压升高。心输出量和心指数可降低,这取决于左心室功能障碍的严重程度。

血管造影术为心脏解剖学异常提供了清晰的图像,并为评估左心室和二尖瓣功能提供了帮助。通常在主动脉根部或右冠状动脉注射造影剂后才能诊断ALCAPA。造影剂可迅速充盈扩张、迂曲的右冠状动脉。大小各异的侧支血管从右冠状动脉发出,与左冠状动脉系统相交通。左冠状动脉系统以逆向的方式充盈,充盈的程度取决于冠状动脉内侧支交通的优势部位。如果左冠状动脉的异常开口没有严重狭窄,造影剂会进入肺动脉。仅凭不能通过逆向的主动脉途径对左冠状动脉选择性注射造影剂不能诊断 ALCAPA,但是可以支持这一诊断。肺动脉内注入造影剂极少引起异常起源的左冠状动脉显影;可能会看到来自异常起源左冠状动脉的"冲刷效应",其可作为阴性对照,但是这种发现不能成为诊断的唯一标准。采用远端肺动脉球囊暂时堵塞的肺动脉造影可能有助于观察到异常的冠状动脉。左心室造影可用于评估左心室扩张和左心室收缩功能障碍的程度,是否存在室壁瘤以及运动障碍或无运动的范围,以及是否存在二尖瓣功能不全及其严重程度。

7.8　鉴别诊断

由于临床表现多种多样,ALCAPA 的鉴别诊断较多(表 7 - 1)。对于合并左室扩张和左室功能差的患者,很难从病因学上将 ALCAPA 与急性心肌炎或扩张性心肌病相鉴别。如果主要发现是二尖瓣反流,原发性先天性二尖瓣疾病和风湿性全心炎必须予以考虑。有连续性杂音和心脏扩大的患者,ALCAPA模拟了动脉导管未闭或冠状动脉瘘的特征。老年患者有心绞痛或猝死病史,需要排除动脉粥样硬化性心脏病。

表 7 - 1　ALCAPA 的鉴别诊断

发现的异常	需要鉴别的疾病
心脏扩大	心肌炎 心肌病(所有类型)
二尖瓣反流	原发性二尖瓣疾病(如二尖瓣裂) 风湿性全心炎
连续性杂音	动脉导管未闭 冠状动脉瘘
心绞痛或猝死	冠状动脉硬化性疾病 先天性冠状动脉开口狭窄或闭锁

7.9　医学管理

　　ALCAPA 患者通常会在发生心肌缺血和心肌梗死后就医。成功的治疗,必须给心肌组织恢复充分的氧气和血流供应,并且降低需氧量。治疗策略是改善心肌收缩力,减轻充血和降低患者的能量消耗。为了保护心肌功能,治疗策略应该根据基于临床状态和治疗反应,在考虑早期还是晚期进行外科干预时,可能需要进行额外的调整,现在的倾向是早期手术,因此治疗的目标是改善并保持血流动力学状态。

　　尽管好几种药物均可增加这些患者的心肌收缩力,强心苷类药物仍然是正性肌力药物的首选。地高辛通过作用于心肌增加收缩力直接改善心功能,并通过作用于自主神经系统间接降低心率。尽管增加心肌收缩力改善了心脏输出和灌注,但降低的心率也降低了心肌的氧需求。尽管有助于治疗充血性心力衰竭的症状,但地高辛可能会诱发缺血心脏的室性或室上性心律失常,因此使用时需要小心。地高辛最安全的给药途径是肠道给药,因此,对于症状严重无法耐受肠道给药的患者应考虑其他制剂。多巴酚丁胺是一种胃肠外给药的合成拟交感胺类药物,有很强的正性肌力效应,但变时效应不太显著。其正性肌力效能是刺激心肌 β - 受体和

α-受体的结果。由于对心率和外周血管的影响有限，多巴酚丁胺特别适用于儿童。磷酸二酯酶抑制剂（氨力农和米力农）是相对较新的正性肌力制剂。环磷酸腺苷（cyclic adenosine monophosphate，cAMP）磷酸二酯酶抑制剂最终会造成细胞质 cAMP 浓度升高，进而改善心肌收缩力。与此相反，血管平滑肌细胞质 cAMP 水平升高导致血管舒张。心功能改善以及后负荷降低共同改善了心输出量并降低了心肌耗氧。然而，磷酸二酯酶抑制剂对肺血管具有不可预料的血管舒张效应。ALCAPA 患者肺血管阻力的下降可导致左向右分流的增加以及随之而来的心肌灌注的减少。因此，并不推荐常规给予 ALCAPA 患者磷酸二酯酶抑制剂。

祥利尿剂通常用于治疗儿童患者的充血性心力衰竭。利尿治疗的目标是减轻肺水肿、降低心室前负荷及降低室壁张力，从而降低心肌需氧量。呋塞米可以胃肠内给药，对症状重者或对胃肠内给药反应不良者也可胃肠外给药。祥利尿剂可以单用，也可以与其他利尿剂合用。

有严重症状或显著心室功能受损的 ALCAPA 患者，为增加心肌供氧并降低心肌负荷，可能有必要行侵入性治疗。应给所有有症状或怀疑存在持续性缺血的患者吸氧。伴有呼吸窘迫或严重酸中毒的患者，气管内插管和人工通气（联用或不联用肌松药）显著降低总体能量消耗和对心血管的需求。对合并胃肠道水肿以及喂养不耐受的患者可能需要胃肠外营养。心功能差和心肌缺血常常引起室性心律失常。必须密切监测患者情况并适当使用抗心律失常药。

治疗 ALCAPA 患者时，决定适当的手术干预时机可能会非常困难。尽管已经有很多关于手术适应证和手术干预时机的报道，推荐意见仍然有分歧。在这些研究中最显著的混淆变量就是，心室功能极差的患者可以通过手术获益，然而这些患者发生手术并发症和死亡的风险很高。因此，在临床结局的研究中难以避免选择偏差。在一项研究中，心室功能严重降低（血管造影术中的射血分数<20%）的婴儿无论是药物治疗还是手术干预预后都不良。在同一个研究中，无论采用哪种治疗，射血分数>20%的患者经过治疗均可以存活。在制订治疗计划时，应该充分考虑患者的临床情况和治疗团队的专家意见。

7.10　手术治疗

1）一般考虑：有几种术式用于治疗 ALCAPA 患者，但是目前的共识是，如果可能的话，恢复两血管冠状动脉系统是理想的。在最初尝试缓解 ALCAPA 的一例手术中，波茨（Potts）及其助手在 1953 年创立了主肺动脉吻合术，以希望提高异常冠状动脉内的氧饱和度。同年，马斯塔德（Mustard）报道施行了一例左侧颈动脉和异常冠状动脉的端-端吻合术。虽然最初对 ALCAPA 的成功治疗中包括了结扎异常冠状动脉,但这种术式只在具有丰富侧支系统的患者中能够获得成功。然而,大部分患者都是婴儿患者,即左心室的主要血液供应来自异常的冠状动脉。尽管已经描述了用以建立两支血管冠状动脉系统的多种不同技术,左冠状动脉移植术仍然是首选的方法。经过这样矫正的 ALCAPA,心肌功能能够显著改善。这种改善可能的原因是缺血但存活的心肌细胞散布在有瘢痕的心室内。因此,不推荐手术切除左心室心肌。与此相似,较常见的由左心室扩张和乳头肌缺血性损伤造成的二尖瓣功能失调在术后也明显改善。鉴于这个原因,初次手术常规修复瓣膜并不是明智之举,因为在婴儿期的修复可能很困难而且手术风险很高。此外,即使中-重度二尖瓣关闭不全也不会增加术后风险。

当在矫正 ALCAPA 的任何技术中使用体外循环时,左侧和右侧肺动脉应使用无损伤血管钳或止血带夹闭,以防止在肺动脉干减压时发生冠状动脉窃血。

2)结扎异常冠状动脉:第一例采用包括结扎异常冠状动脉技术的手术治疗 ALCAPA 成功的案例是 Sabiston 及其同事在 1960 年报道的。这项技术增加了异常动脉内的压力,将侧支血流引入冠状动脉系统,并证实了存在冠状动脉窃血现象。尽管结扎异常冠状动脉通过左侧开胸很容易施行,并且不需要行体外循环,但是几份关于长期随访的报告提示这种术式比起建立两支血管冠状动脉系统的术式死亡率更高。在一项包括了 11 名接受结扎手术的患者的研究中,早期死亡率为 27%,晚期死亡率为 25%,晚期死亡主要与所有患者都会发生的心力衰竭有关。大部分存活的患者都出现了晚期并发症,包括异常冠状动脉向肺动脉的残余分流,严重的二尖瓣反流和心绞痛。在另一项研究中,接受结扎手术患者术后死亡率为 30%,与接受两支冠状动脉修复术的患者死亡率相比,效果不佳。因此,结扎异常冠状动脉不再推荐用于 ALCAPA 患者。此外,接受这种手术的患者应定期进行 Holter 监测和负荷试验。如果存在缺血的客观证据,应考虑行选择性冠状动脉血运重建。ALCAPA 患者通常因为左心室处于严重的缺血状态而使心室处于易激状态。因此,对心脏的操作应小心谨慎,特别是没有体外循环进行血流动力学支持的情况下。

3)建立两支冠状动脉系统:如果能够在较低的操作风险下施行,两支冠状动脉系统的建立是 ALCAPA 患者的最佳手术治疗,并很可能能够永久通畅。完成两支冠状动脉系统建立所需的技术包括主动脉冠状动脉旁路和锁骨下或胸廓内动脉冠状动脉旁路,旁路直接吻合在异常左冠状动脉上,以及用肺动脉片或一段游离锁骨下动脉进行的肺内通道修补术。

A)主动脉冠状动脉旁路和锁骨下或胸廓内动脉与冠状动脉吻合术:1966年,库利(Cooley)及其助手首次报道对两名 ALCAPA 患者成功进行了两支冠状动脉系统血管重建。对一名患者采用了将涤纶血管连接主动脉和横断的异常冠状动脉,而第二名患者则使用了大隐静脉血管桥。然而,晚期纤维化改变以及桥血管阻塞的潜在风险是比较严重的问题,特别是年幼的患儿,他们需要一生通过静脉管道提供冠状动脉血流。因此,使用动脉管道进行异常动脉的再血管化得到了发展。1968 年,迈耶(Meyer)及同事报道了在一名婴儿的身上成功施行左锁骨下动脉与异常冠状动脉的吻合术。尽管这项技术能在婴儿身上实施,并且能够保持较好的远期通畅,但存在锁骨下动脉起始部扭曲以及血管长度不足的潜在问题。此外,吻合口狭窄也已经有人报道。在年长的患者中,锁骨下动脉远端结扎后造成的上肢缺血也是一个问题。在少部分患者中施行了胸廓内动脉与异常冠状动脉的吻合术,但是长期随访数据尚未知。尽管动脉的血管直径较小,这个手术即使是对于婴儿和幼童也是可行的。

关于旁路移植手术的死亡率,静脉桥旁路移植术的死亡率为 0~38%,左锁骨下动脉-异常冠状动脉旁路手术的死亡率为 0~29%。这些死亡率数据与异常冠状动脉移植于主动脉手术的死亡率相似,但大隐静脉旁路和锁骨下动脉晚期的狭窄或闭塞率显著高于异常冠状动脉移植于主动脉手术。在一项对 10 名接受隐静脉旁路移植术的患者的长期研究中,艾尔赛德(ElSaid)及同事观察到有 30% 的移植血管发生闭塞或狭窄。

大隐静脉旁路和锁骨下动脉移植可以在使用或不使用体外循环的情况下施行。由于手术过程中没有让心脏停搏,手术从技术上来说更困难,但是却可以让已经处于缺血、受损的心肌免受额外的损伤。手术时应结扎异常冠状动脉以防止向肺动脉窃血。

较新的手术结果(特别是异常冠状动脉与主动脉再移植术)更令人振奋,相信移植物血运重建术将会不再用于治疗 ALCAPA。

B) 异常冠状动脉再移植:1972 年,廷格尔施塔德(Tingelstad)及同事报道了首例异常右冠状动脉再移植术的手术部位在主动脉。几年后,内凯斯(Neches)及同事和 Cooley 及同事描述了技术上更复杂的左冠状动脉再移植术。这种手术最初的缺点是难度水平较高以及异常冠状动脉的长度有可能不足以进行移植。然而,医生的手术经验,特别是大动脉转位手术的经验,使得这些缺点不那么明显了。大部分病例的异常动脉起源于左冠状动脉后窦。动脉应整体向上移动至其分叉处,在移植时常常可以不引起过度牵张。当异常的冠状动脉从前部、非面向的肺动脉窦或从肺动脉干的最远端发出时,可能需要采取不同的修补方式,因为动脉在移植时可能遭受过度牵张。在不常见的病例中,异常冠状动脉起源于右侧面向肺动脉窦,应该可以在较小切口下就比较容易地进行移植。

对于左冠状动脉的移植,外科医生更喜欢在主动脉窦上方横向切开肺动脉,并从肺动脉内部评估左冠状动脉的开口(图 7-4A、图 7-4B)。如果开口位于肺动脉干的后部,可以将开口像一个纽扣一样游离,或者切口可以延长到肺动脉干近乎完全横断(图 7-4C、图 7-4D)。然后在主动脉开窗后将纽扣直接移植在主动脉壁上,用一个心包补片重建肺动脉,以免肺动脉变形(图 7-4E~图 7-4I)。

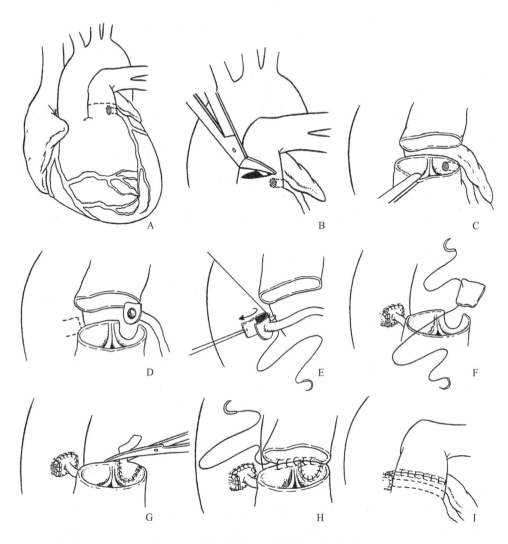

图 7 - 4　异常冠状动脉再移植手术示意图

A 和 B. 移植异常左冠状动脉,在主动脉窦上方横向切开肺动脉;C 和 D. 解剖冠状动脉开口;E. 建立一个活门开口,冠状动脉直接再植入主动脉壁上;F 和 G. 用一块心包补片修补肺动脉;H 和 I. 肺动脉末端吻合

在一份最近的报告中,拉克斯(Laks)及共同作者使用了一种由雅各布(Yacoub)描述的技术,这种技术的冠状动脉移植是通过切开主动脉在主动脉内实施的。这种技术是在直视下施行的,可以让异常动脉准确地植入主动脉窦,而不影响主动脉瓣装置。

大动脉转位手术的实验性研究和临床经验表明,如果在切取冠状动脉开口时保留足够多的周围袖套组织,主动脉冠状动脉吻合口将会继续生长。此外,远期通畅率非常高。出于这些原因,移植术被认为是大部分 ALCAPA 患者的首选方法。

C）用肺动脉血管片或游离的锁骨下动脉段进行肺动脉内隧道修补：1979年，竹内（Takeuchi）和同事描述的肺动脉内隧道修复术至今仍用于那些异常冠状动脉移植在技术上比较难操作的患者。例如，当异常冠状动脉起源于肺动脉前部非面向窦时，或者当移植动脉张力太高而无法施行动脉移植术时，需要考虑行隧道修补术。

隧道修补术需要在体外循环下施行，在主肺动脉上做横断切口。肺动脉壁制作的活瓣或心包活瓣用于在手术中建立的主肺动脉窗和左冠状动脉开口之间建立肺动脉干内部的通道（图7-5A~图7-5D）。这条通道通过主肺动脉窗将血流引入异常冠状动脉开口。肺动脉用心包补片进行重建（图7-5E、图7-5F）。肺动脉内隧道修补术死亡率较低且长期开放性较好，但是晚期并发症包括瓣上肺动脉狭窄和补片阻塞。尽管有发生这些并发症的风险，我们仍然相信隧道修补术是异常冠状动脉易位术不安全时的备选术式。

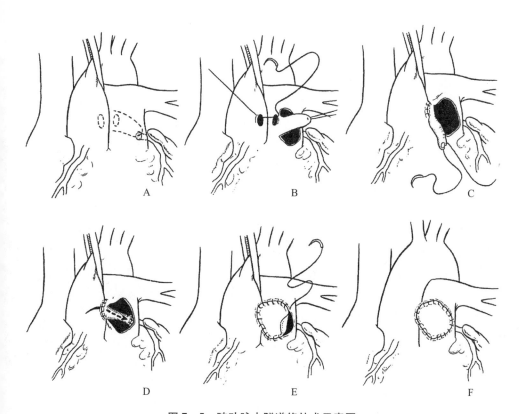

图7-5 肺动脉内隧道修补术示意图

A和B. 异常开口左冠状动脉的肺动脉内修补术。在肺动脉壁上制作一个皮瓣，在主动脉和肺动脉之间建立交通。C和D. 皮瓣被缝合在肺动脉内壁上，用以在主动脉和异常冠状动脉之间建立冠状动脉通道。E和F. 用心包补片进行肺动脉重建

4）术后管理：由于心肌功能通常都会受损，而且常常比较严重，对于接受手术矫正 ALCAPA 的患者来说，术后一般都需要予以血流动力学支持。一项对连续 18 例接受异常左冠状动脉移植术患者的研究中，沃荷（Vouhe）和同事报道了 64% 的患者因为心输出量低而需要药物支持超过 48 小时。在某些病例，需要带有离心泵的左心室辅助装置的机械支持。如果围手术期的血流动力学支持成功，心肌的收缩和舒张功能应该能够逐步改善，二尖瓣关闭不全也应能够得到改善。如果术后持续存在严重的心肌功能障碍，应考虑心脏移植。所有患者均应连续随访心电图和超声心动图。经食管超声脉冲多普勒和彩色血流图可用于评估围手术期冠状动脉血流。静息心电图通常表现为逐渐缓解的缺血性改变，但 aVL 导联可持续存在 T 波倒置。

当在矫正 ALCAPA 的任何技术中使用体外循环时，左侧和右侧肺动脉应使用无损伤血管钳或止血带夹闭，以防止在肺动脉干减压时发生冠状动脉窃血。

第8章
冠状动脉异常与先天性心脏病

先天性心脏缺陷可以被视为一系列自然发生的实验(这些实验在动物模型中相对难以人工重现),其中一个原始的、关键的变化(发育错误)在正常的胚胎发生序列中引发了后续发育阶段的次级变化。关注冠状动脉的研究人员对在冠状动脉从主动脉起源之前发生的发育错误特别感兴趣。至少在最开始,这些研究人员是关注主动脉根部的形成和致密心肌的发育。

基于两个根本原因,冠状动脉和先天性心脏病之间关系的研究十分重要:第一,这种研究可以提供潜在的临床相关信息;第二,研究可能能够为冠状动脉模式和相关心脏结构在胚胎发育期间的相互作用提供重要线索。在先天性心脏病病例中,冠状动脉的相关信息通常与临床无关。实际上,大部分先天性心脏缺陷的患者有充足的冠状动脉循环,并不会发生冠状动脉阻塞性疾病;而且,对先天缺陷的手术矫正通常不会干预冠状动脉。然而在某些先天性冠状动脉疾病中,冠状动脉循环的模式无论在临床上还是发育上都很重要。这些疾病包括共同动脉干、大动脉转位、室间隔完整的肺动脉闭锁、右心室双出口、孤立性主动脉瓣畸形及法洛四联症。本章将对此类疾病进行讨论。

本章的讨论,我们假定每条主要冠状动脉(右冠状动脉、左主干、回旋支和左前降支)的特征和命名均是由其固有解剖特点和相应血管供血心肌区域决定的,而与起源的主动脉窦或其位置没有必然的关系。例如,按照前文所述,右冠状动脉被定义为,走行在解剖学右侧房室沟(右心室的解剖学上边界),至少到达心脏的锐缘。在内脏正位而心室反位的时候,解剖学右心室位于左侧,右冠状动脉是为左侧心室游离壁、具有固有的右心室解剖特征的心室游离壁供血的血管。

8.1 图解病例 ──────────────────────────────●

图8-1~图8-3所示为一例内脏正位伴心室转位和大动脉转位病例。由于伴随室间隔缺损和严重的肺动脉瓣狭窄,患者之前已经接受了改良 Rastelli 修补

术,从位于右侧的左心室植入了一个带瓣管道(带 Bjork-Shiley 瓣膜)通向肺动脉。左心室造影在后前位和侧位的投影,显示解剖学左心室的典型特征,包括天然后位流出道、卵圆形的两组乳头肌。手术为带瓣通道建立的流出道清晰可见。冠状动脉模式特征为单一冠状动脉开口位于主动脉窦前右侧。混合冠状动脉主干很短,发出回旋支和左前降支(走向右侧和前壁),还发出右冠状动脉。右冠状动脉是优势动脉,几乎到达心脏的钝缘(右侧),越过后降支和动静脉结分支。大动脉转位常见的典型冠状动脉起源异常(单一冠状动脉)可伴有存在心室转位时的远端冠状动脉模式(冠状动脉基本上跟随心室)。

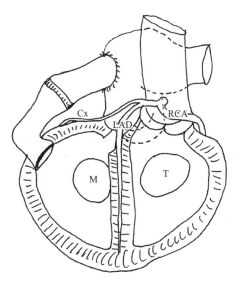

图 8-1　示例病例在正位平面的示意图

Cx = 回旋支;LAD = 左前降支;M = 二尖瓣;
RCA = 右冠状动脉;T = 三尖瓣

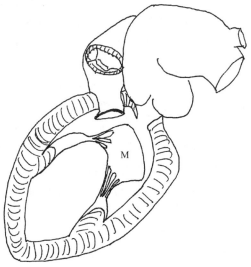

图 8-2　示例病例的侧位示意图

M = 二尖瓣

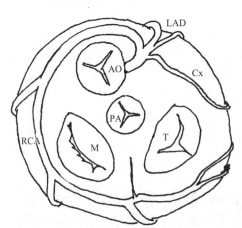

**图 8-3　单一冠状动脉与瓣膜
关系示意图**

在横截面显示的单一冠状动脉能更好地看出其与房室瓣和半月瓣之间的关系。单一冠状动脉开口位于主动脉右前窦。AO = 主动脉;Cx = 回旋支;LAD = 左前降支;RCA = 右冠状动脉;PA = 肺动脉;M = 二尖瓣;T = 三尖瓣

8.1.1　共同动脉干

共同动脉干的分隔作用对冠状动脉起源具有重要影响。以永存共同动脉干的存在为代表的自然生发现象提示原始共同动脉干分隔作用完全缺失的胚胎发育错误。

无论涉及哪种共同动脉干,这种异常的解剖特征都是一致的:一个单一的半月形流出道瓣膜和根部,一个没有闭锁的瓣膜,就像在肺动脉或主动脉闭锁中所见。在一项对一系列共同动脉干患者的回顾中,克鲁斯(de la Cruz)及同事将动脉干瓣窦数量作为描述冠状动脉解剖的基础参数,在该系列中用于定义主动脉根部结构的基本特征是与其他心内结构有关的动脉干瓣叶的位置。

"前侧""后侧""右侧""左侧"是相对于房室瓣而言的(图 8 - 4)。右侧和左侧房室瓣(分别为三尖瓣和二尖瓣)的中点连线的两端,定义为固有右-左轴。该右-左轴的直角线(冠状面)定义为固有前后轴(这条轴线不必与躯体的背腹轴相一致,但它是一个有用的描述方式,提供了可靠的内在参照,特别是在解剖和超声心动图研究中)。

图 8 - 5~图 8 - 8 总结了 de la Cruz 和其他研究者进行的 39 例共同动脉干患者尸检标本的研究结果。这些数据指出了共同动脉干的冠状动脉的几个重要特征。

1) 44%(17/39)的标本动脉干瓣膜为二瓣(8/39)或四瓣(9/39),56%(22/39)的则为三瓣。将描述冠状动脉开口位置的这个基本参数进一步复杂化,则瓣叶和窦的方向与相应数量瓣叶的标本并不一致。例如,动脉干四瓣标本中,两个瓣叶或是边对边排列,或是前后位排列(图 8 - 5~图 8 - 8)。

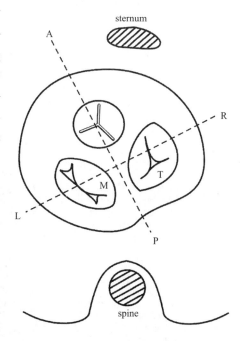

图 8 - 4　位置关系定义示意图

T = 三尖瓣;M = 二尖瓣;sternum = 胸骨;spine = 脊柱;A = 前侧;P = 后侧;L = 左侧;R = 右侧

2) 冠状动脉开口位于所在主动脉窦的中间 1/3 段(最常见的形式,与正常心脏一致)或紧邻某一主动脉瓣连接处位置(23%,9/39)。文献偶有报道冠状动脉起源于分离的肺动脉干。

3) 冠状动脉模式变化较大,在 39 个标本中发现了不同的模式。单一冠状动脉的发生率较高(18%,7/39)。

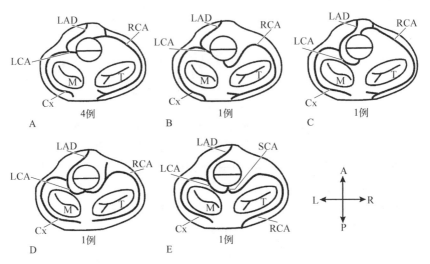

图 8-5　主动脉瓣二瓣化畸形动脉干的冠状动脉起源与分布示意图

A、B. 右侧和左侧瓣；C~E. 前侧和后侧瓣

LCA=左冠状动脉；RCA=右冠状动脉；Cx=回旋支；LAD=左前降支动脉；M=二尖瓣；SCA=单一冠状动脉；T=三尖瓣；A=前侧；P=后侧；L=左侧；R=右侧

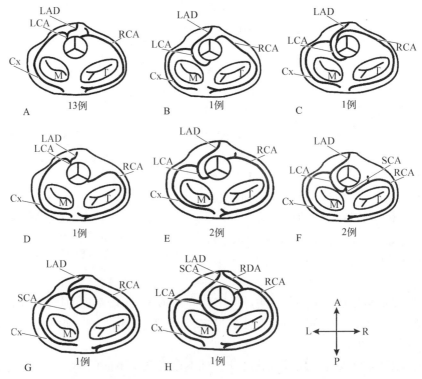

图 8-6　具有两个前瓣和一个后瓣的三瓣叶动脉干的冠状动脉起源与分布示意图

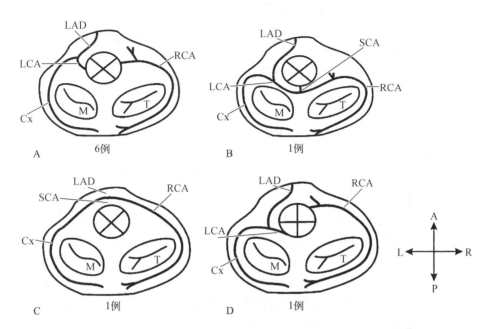

图 8-7　具有主动脉瓣四叶瓣动脉干的冠状动脉起源与分布示意图

A~C. 斜位连接处；D. 前后排列瓣叶，其中两个后瓣，连个前瓣（右侧和左侧）

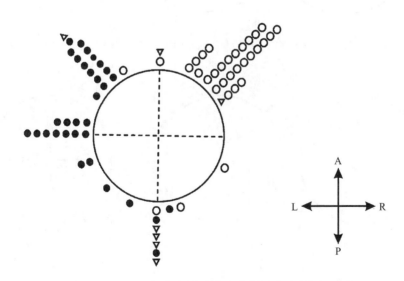

图 8-8　de la Cruz 研究中的 39 例患者的冠状动脉起源示意图

动脉干壁划分为常规的象限。实心圆＝左冠状动脉开口；空心圆＝右冠状动脉开口；
三角形＝单一冠状动脉开口

4）远端冠状动脉的解剖相对不受冠状动脉起源明显异常的影响。仅在一例标本中观察到双（分裂）前降支动脉。所有标本的左前降支和回旋支动脉均起源于共同的左主干。

5）虽然分布区域较广，但在动脉干根部右侧有右冠状动脉开口集中的区域，在左侧有左冠状动脉口集中的区域，这种开口位置集中的趋势与动脉干根部的动脉干瓣膜位置无关（图 8－8）。单一冠状动脉开口最多见的位置是后壁。

有一些研究者发表了对共用动脉干冠状动脉的研究，但每一项研究都采用了不同的描述标准，因此结果难以比较，仅有的一致并可靠的数据表明单一冠状动脉发生率较高（4%～19%）。Bogers 和同事报道了冠状动脉开口于靠近瓣膜连接处的发生率较高（左冠状动脉 56%，右冠状动脉 61%，单一冠状动脉 40%）。根据 Bogers 等的研究绘制的冠状动脉开口与瓣窦之间关系以及冠状动脉开口在动脉干瓣叶圆周上的投影示意见图 8－9 和图 8－10。对于开口位置的报道，这些研究者都使用了与 de la Cruz 相似的圆周表，但是 Bogers 所侧重的不是严格的定义，并且显然与 de la Cruz 的不一致，Bogers 认为动脉干壁的前左侧壁是唯一没有冠状动脉开口的节段，但是这种发现并没有得到 de la Cruz 的证实，可能是因为对"前侧"和"左侧"的定义不同。

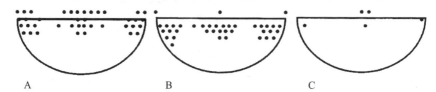

图 8－9　根据 Bogers 等的研究绘制的冠状动脉开口与瓣窦之间关系的示意图

A. 左冠状动脉开口；B. 右冠状动脉开口；C. 单一冠状动脉开口

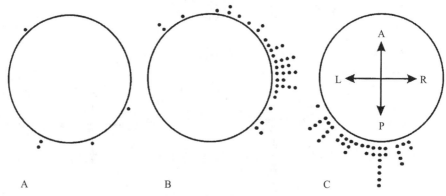

图 8－10　根据 Bogers 等的研究绘制的冠状动脉开口在动脉干瓣叶圆周上的投影示意图

A. 单一冠状动脉开口；B. 右冠状动脉开口；C. 左冠状动脉开口

在使用 Rastelli 修补术式(使用右心室-肺动脉管道)矫正共用动脉干时,应该牢记以下两项与手术有关的特殊发现。

(1) 在 de la Cruz 的研究中,前冠状动脉干跨过右心室流出道的发生率为 13%。

(2) Bogers 和同事报道的高位冠状动脉开口(高于窦管交界处或动脉干连接处)的发生率为 60%。Bogers 没有对这个参数进行量化,而报道这种异常发病率为 28% 的巴拉蒂(Bharati)也没有量化这个参数。

所有研究人员都认同以下观点:当肺循环从共用动脉干起源时,动脉干类型的变化并不影响冠状动脉的模式。

动脉干没有发生分隔提示这些组织因素缺失,在正常心脏中由于这些组织因素的存在,发生冠状动脉起源于主动脉后窦或起源于肺动脉窦的情况罕见。这个结果可能为神经嵴实际上在动脉干分隔的形成以及决定冠状动脉起源的过程中有着至关重要的作用这一理论增加了可信性(还有包括神经嵴消融术等实验的支持)。

8.1.2　大动脉转位

在大动脉转位(transposition of great arteries, TGA)中,根据大家广为接受的定义,主动脉根部和肺动脉根部相对于正常心脏的排列发生了交换。这种情况包含不同的大动脉之间的固有关系,但在右心室和主动脉之间以及左心室和肺动脉之间存在必然的连续性(解剖学连接)。在简单的大动脉转位中,心室分别与其相应的心房相连接,心室和大动脉之间的异常连接严重影响了冠状动脉的发育。

在最近的一项回顾研究中,我们总结出的结论与其他研究人员一致,在复杂转位的分型中,最重要的因素是主动脉和肺动脉根部的内在关系。当心房位置正常时(内脏正位),转位可表现于以下动脉。

(1) 前位主动脉(通常主动脉位于前侧并位于肺动脉的右方):这是最常见的、典型的转位(表 8 - 1、图 8 - 11)。

(2) 并列大动脉(主动脉右侧多见):具体见表 8 - 1、图 8 - 12。

(3) 后位主动脉(主动脉右侧多见)。

"前位"和"后位"取决于与房室瓣的位置关系(而不是躯体的腹/背轴):这种关系是固有的关系,不会因心尖的位置(如右位心)而改变,也不会因为与躯体轴线关系不明确而变得不确定(如在尸检标本检查中或超声心动中)。

大动脉转位的主动脉瓣固有解剖通常是正常的(三叶瓣、半月瓣),但用来识别每一个瓣窦的命名法尚未统一。通常用"面向"表示毗邻肺动脉瓣的两个窦,"非面向"表示肺动脉瓣对侧的瓣窦,在解剖学上用这两个词矫正每一个窦的命名。其他研究人员遵从莱顿协议的术语(在从肺动脉看向主动脉的观察角度下,指定窦 1 和窦 2 分别为左窦和右窦)或梅奥诊所使用的术语(窦 1,右窦;窦 2,左窦)。

表 8-1 森(Sim)等的研究中完全大动脉转位的冠状动脉起源和近段心外膜走行模式

图　解	模　式	数量	占所有案例 (255 例)的 比例(%)
	通常	184	72
	LCx 来自 RCA	46	18
	LCx 和 RCA 相互转位	6	2
	反转的冠状动脉	4	2
	单一 RCA	3	1
	单一 RCA	3	1

图　解	模　式	数量	占所有案例 （255 例）的 比例（%）
	单一 RCA	2	<1
	单一 LCA	2	<1
	连接处开口的壁内 LCA	1	<1
	两支冠状动脉均开口于连接处	1	<1
	两支远端连接到右侧窦管交界处的冠状动脉的单一开口；壁内 LCA	1	<1

续　表

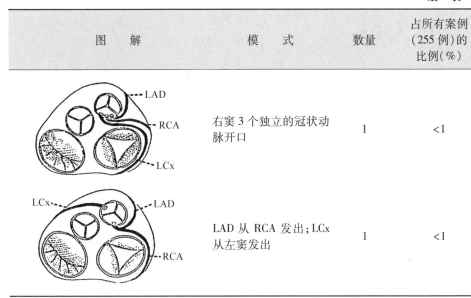

图　解	模　式	数量	占所有案例（255 例）的比例（%）
	右窦 3 个独立的冠状动脉开口	1	<1
	LAD 从 RCA 发出；LCx 从左窦发出	1	<1

注：LAD=左前降支冠状动脉；LCA=左冠状动脉；LCx=左回旋支冠状动脉；RCA=右冠状动脉。

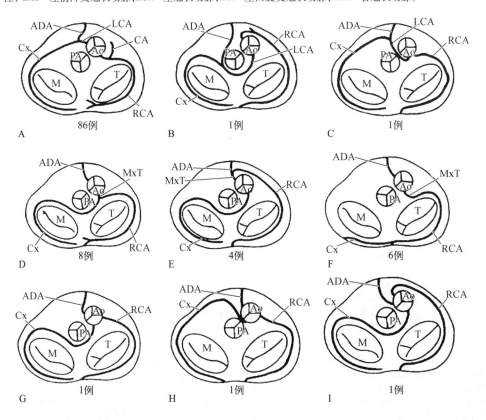

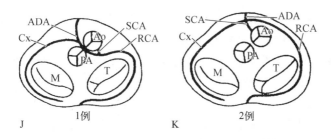

**图 8-11　根据 Paul 等的研究绘制的前位主动脉病例(共 112 例)
常见的冠状动脉模式变异的示意图**

最常见的模式见图 A：86 例，76%(86/112)

ADA = 前降支；AO = 主动脉瓣；Cx = 回旋支动脉；LCA = 左冠状动脉(Cx 和 ADA 的共用动脉干)；
RCA = 右冠状动脉；M = 二尖瓣；MxT = 混合动脉干(ADA+RCA 或 Cx+RCA)；PA = 肺动脉瓣；SCA = 单一
冠状动脉；T = 三尖瓣

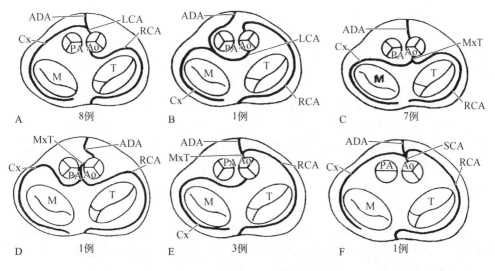

图 8-12　在 Paul 等的研究中观察到的并列大动脉转位冠状动脉模式
似乎没有单一冠状动脉模式占据主导地位

在大动脉转位患者中，不同的研究人员描述了很多冠状动脉模式。在两项数量较大的解剖学研究中，森(Sim)和同事在 255 例尸检标本中观察到 13 种不同的模式(表 8-1)，而我们在 133 例标本中发现了 17 种不同的模式。Sim 描述的模式中有 6 种是在得克萨斯心脏研究所的研究样本中没有发现的，而得克萨斯心脏研究所的研究中发现的模式有 11 种是 Sim 没有发现的。关于与不同主肺动脉关系有关的特定冠状动脉模式的发生率，得克萨斯心脏研究所和 Sim 的观察结果相似。在这两项研究中，并列转位伴有特别不一致的冠状动脉解剖，与在右心室双出口中观察到的并列大血管的情况相似。在大动脉转位的典型形式中，主动脉位于右前，最常见的冠状动脉模式(左前降支和回旋支动脉共用单一动脉干,起源于左前面向窦,右冠状动脉起源于右后面向窦)仅见于60%的病例。

在大动脉转位中观察到的不同的冠状动脉模式指向了一条共同的规律,这个规律也适用于正常心脏:远端冠状动脉分支非常一致,可发生较大变化的是近端起源部分。大动脉转位与正常心脏一样,右冠状动脉、回旋支以及前降支动脉都是向右心室游离壁和左心室后壁(右冠状动脉)、左心室后侧游离壁(回旋支动脉)以及室间隔和左心室前侧游离壁(前降支动脉)供血。在转位的心脏中,"左前降支"一词失去了它的正确性,因为在很大比例的病例中,前降支并不起源于左窦或左主干,左前降支与回旋支结合构成左主干。

还有,在相当大比例的大动脉转位病例中,连接两条或三条动脉近端的主干既不是左主干也不是右主干,而是混合主干(前降支/右冠状动脉,前降支/右冠状动脉/回旋支,或右冠状动脉/回旋支等)。

冠状动脉开口位置和主动脉窦之间关系的变化,采用大动脉转换术(switch术)矫正大动脉转位的临床意义很大。有这种情况的患者,比在正常心脏者多见,冠状动脉开口位置是偏心的——从主动脉窦的中1/3段发出,毗邻连接处,或更高处于升主动脉内。这种冠状动脉易位常伴有壁内近段(走行于主动脉壁内)和近段与主动脉壁夹角呈锐角,在文献中广泛报道,甚至比非典型冠状动脉形式本身更多,大动脉的手术转位在技术上非常复杂,甚至由于某些形式的异位冠状动脉起源伴有壁内走行(显著套叠或开口位于连接处)以及冠状动脉走行于两条大动脉之间而不能手术。

即使是基于相对较少的病例,依然可以得出结论,在大动脉转位中,尽管冠状动脉的模式表现出很大的解剖学上的不一致性,非面向主动脉窦几乎不会出现冠状动脉开口(一部分早期研究人员报道了这种特殊情况,但是他们的描述不准确,因而受到质疑)。从非面向主动脉窦发出冠状动脉被认为是罕见的异常,并且是switch术的禁忌证。

因为,在一些已知的大动脉转位病例中,解剖学或血管造影检查的首要目标是为主动脉窦提供正确的解剖学描述,大血管相互关系是非常有用的描述:如正常心脏,主动脉根部和肺动脉接触点对应于两个面向窦之间主动脉接合处,另一个方向的窦就是非面向窦(表8-1,图8-13)。由于大动脉转位的冠状动脉模式的不可预见性,双平面主动脉造影经常是指导选择性冠状动脉造影比较有用的首选方法,后前位的足倾位投影常被认为足以描述新生儿的冠状动脉模式,因为造影用的导管都是设计用于正常主动脉根部和正常冠状动脉开口的,大动脉转位对造影医生提出了特殊的挑战。升主动脉比正常心脏者更短更直,并且在最常见的大动脉转位(右前位主动脉)中,主动脉面向窦位于后侧。更短更弯曲的贾金斯导管(3.5 cm)适用于大部分大龄大动脉转位患者,因为这种导管有很大的概率能选择性地插入位于主动脉凹面中的冠状动脉开口。如果尝试贾金斯导管不成功,造影术者应尝试中等规格的安普拉兹(Amplatz)导管(右侧选用 Amplatz - 1;左侧选用 Amplatz - 2)。

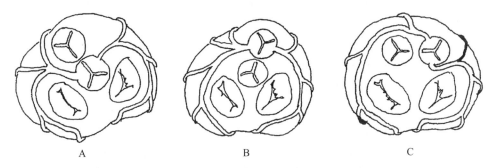

图 8 - 13　44 例右心室双出口者最常见的冠状动脉解剖模式

A. 17 例大血管关系正常者(44 例中占 39%)冠状动脉起源正常。B. 在 15 例大动脉转位(44 例中占 34%)患者中有 11 种(73%)的冠状动脉模式。C. 12 例并列大动脉中 4 种(33%)的冠状动脉模式。其他五种冠状动脉模式很少见

8.1.3　室间隔完整的肺动脉闭锁

大部分肺动脉瓣的先天畸形都可能伴有冠状动脉异常,因为肺动脉瓣的异常发育可能受到心脏神经嵴异常行为的影响,而心脏神经嵴的异常也会影响冠状动脉开口的形成。然而,更特殊并且更重要的是,室间隔完整的肺动脉闭锁(Pulmonary valve atresia with intact ventricular septum, PA - IVS)在胚胎时期和出生后造成了生理功能障碍,继而影响冠状动脉的形态和随后的演化。然而,室间隔完整的肺动脉闭锁在胚胎时期和出生后造成了生理功能障碍,胚胎时期的这种异常会影响冠状动脉的形态发生和随后的演化。心脏神经嵴的异常也会影响冠状动脉开口的形成。然而,更具体并且更重要的是,室间隔完整的肺动脉闭锁在胚胎时期和出生后造成了生理功能障碍,胚胎时期的这种异常会影响冠状动脉的形态和随后的演化。如同在文献中充分描述的那样,这种畸形的基本病理表现包括肺动脉瓣闭锁,同时伴有室间隔完整和特殊的右心室解剖,一般是小腔室伴严重的室壁肥厚。病理学家和临床医生在文献中报道的室间隔完整的肺动脉闭锁伴有下列发现。

(1) 这种异常对冠状动脉起源和支配方式仅有轻微的影响,可能存在的例外就是单一冠状动脉的发生率增加。

(2) 经过几年时间研究,右心室与冠状动脉的交通得到了解剖学和血管造影上的认可,表现为右心室造影时可在收缩期充盈右冠状动脉和左前降支;而冠状动脉造影时,可在舒张末期充盈右心室。75%的室间隔完整的肺动脉闭锁患者具有较大的异常交通,这种异常交通(动脉壁包括所有三层动脉结构)有壁累及三个动脉层(内膜、中膜和外膜)。受累的血管包括左前降支、右冠状动脉和较少见的回

旋支远段。仅有小部分患者(特别是那些在婴儿期夭折的患者)没有心室-冠状动脉交通;然而在解剖学上,他们仍然有大量突起的窦状隙和小梁间隙,常常覆盖有一层较厚的纤维层,但没有中层。这些间隙与心肌内毛细血管相交通,而且通过这些血管也与冠状动脉相交通。

(3) 70%的心室-冠状动脉交通和受累的心外膜冠状动脉均发现有严重的内膜增厚。常在受累血管的开口或近段甚至是在心室-冠状动脉交通远端的心外膜冠状动脉(特别是左前降支和右冠状动脉及回旋支)发现闭塞或中断(在一项研究中报道其发生率为44%,而另一项研究报道其发生率则为35%)。内膜增生的严重程度似乎随着心室-冠状动脉交通的严重程度和患者年龄增加而增加。只有那些没有交通的冠状动脉才能避免内膜增厚。偶有报道主动脉无冠状动脉起源的病例。

(4) 在很大部分病例中观察到心内膜弹力纤维增生症、心肌纤维化和急性心肌梗死(伴缺血损伤)。

(5) 在功能上,在某些病例中明显存在舒张期冠状动脉窃血,以允许冠状动脉血流分流进入右心室腔。更重要的是,右心室压力过高时可通过心室-冠状动脉交通排出血液。这些缺陷也造成乏氧血输送至心肌。可持续观察到不同程度的右心室游离壁和室间隔的心肌纤维化。右心室腔常可见到心内膜弹力纤维增生,但其与三尖瓣关闭不全的程度或心室-冠状动脉交通的范围无关。

冠状动脉交通和阻塞具有重要的预后意义和手术指征,冠状动脉造影已经成为这些患者术前评估的标准要求。关于室间隔完整的肺动脉闭锁患者的冠状动脉病理学研究发现提示,系统上右心室压干扰主动脉起源的冠状动脉正常成熟。在胚胎早期,小梁间隙与发育中的冠状动脉心外膜下动脉和静脉正常交通。在室间隔闭合后系统上右心室压开始升高,血流动力学梯度促进了心室-冠状动脉交通的进行性增大。值得注意的是,在室间隔缺损的肺动脉闭锁(法洛四联症极端型)中,除了偶有冠状动脉-肺动脉侧支循环形成外,冠状动脉的发育并没有受到影响。

8.1.4 右心室双出口

右心室双出口(double outlet of right ventricle, DORV)通常定义为两条(或大部分)大动脉均起源于解剖学右心室。大部分研究人员都一致认为,DORV患者的大血管之间关系的变化可以从正常(前位肺动脉漏斗部位于主动脉根部的左侧,或正常交叉大动脉),到并列大动脉(主动脉位于肺动脉右侧,两根血管有相同的前后位置,并且具有大小相似的漏斗部)或大动脉转位(主动脉根部位于肺动脉的右前方)。

根据最新发表的研究,DORV的冠状动脉模式似乎更多取决于大血管之间的关系,而不是取决于DORV的共同特征(图8-13)。在大血管正常交叉的DORV患者中,冠状动脉模式与正常心脏相似。而右前位主动脉的DORV患者的冠状动脉模式则有更多变异。但是,73%的大动脉转位不伴DORV患者右冠状动脉起源于右后窦,而左主干起源于左后窦,此为最常见的冠状动脉模式。在并列大动脉的DORV患者中,冠状动脉起源的变异达到最高水平,在这些患者中没有一种模式的比例超过33%。

8.1.5　孤立性主动脉瓣畸形

固有主动脉瓣异常可能与冠状动脉起源的变异增加有关。在相同的动物模型中,即便没有二叶主动脉瓣,冠状动脉异常的发生率也显著增加;这一发现表明动物在共同的基因影响下有不同的表现。

少数研究人员前瞻性地提出了人先天性主动脉瓣缺陷者的冠状动脉起源问题,已发表的报道大体上都局限在二叶主动脉瓣。在临床经验中,很多冠状动脉异位起源均伴有一定的但发生率较低的主动脉窦不对称,这一点在文献中也偶有提及。为了研究这个问题,需要进行特定的前瞻性研究,可能需要通过尸检标本或通过超声心动图或特别设计用于描述主动脉瓣形态学的血管造影技术等方式对其进行研究。二叶主动脉瓣患者的冠状动脉起源必然受到影响,因为一个或两个发出冠状动脉的面向窦总是异常的。尸检标本中有1%的二叶主动脉瓣。根据关于不同类型二叶主动脉瓣者可能的冠状动脉起源位置的有限的文献记载,二叶主动脉瓣的冠状动脉轻度异位起源发生率高,特别是左冠状动脉优势型、左冠状动脉高位起源和左主干短缩。

因为主动脉窦是定义冠状动脉正常起源的基本参照结构,所以冠状动脉正常的标准以这个为条件。大部分关于二叶主动脉瓣的文献都将两个主动脉瓣称为"右瓣和左瓣"或"前瓣和后瓣",但是这种说法是不准确的。首先应该识别并解读面向窦。如同其他心脏一样,主动脉和肺动脉瓣环的接触(毗邻)点仍然是基本参考点。这个位置在尸检标本上很容易识别,但在冠状动脉造影时就不那么容易识别了。理想状态下,实施造影操作的研究人员应对标本进行右前斜位投影,在这个投照体位下,升主动脉和肺动脉主干之间是不重叠的。

另外,在正常心脏,右前斜位约60°的投影可显示出主肺动脉接触点,位于主动脉瓣环的30°方向。这个接触点可用于根据主动脉窦和接触点之间的相对位置进一步定义主动脉窦。在二叶瓣主动脉瓣中,每个瓣叶也应该被识别为单叶瓣或双叶、融合或混合瓣(后者是由两个瓣叶的胚胎融合引起的)。文献中没有证据能表明二叶主动脉瓣的两个瓣叶具有完全一致的胚胎起源;相反,有确凿证据指出,尽管两个瓣叶的大小相似,但其中只有一个与正常的瓣叶相似,而另一个瓣叶在胚胎学上相当于两个正常瓣叶。有时能在融合瓣的主动脉侧的中间看到嵴。

冠状动脉开口是最一致的、可用来识别主动脉窦的参考点,但此时需要警惕,在特定情况下可能存在冠状动脉起源异常。单个主动脉窦的大小和嵴的存在(仅见于15%的二叶主动脉瓣病例)对解剖学家来说是非常重要的变量,但是对实施造影操作的研究人员来讲其重要性是无法确定的。即便是尸检标本,右冠瓣和无冠瓣融合(R‒NC)二叶主动脉瓣和左冠瓣和无冠瓣融合(L‒NC)二叶主动脉瓣之间的鉴别诊断必须仅基于一个细微的标准,即后连合的位置(图8‒14):当连合处向左倾斜时,右-左二叶主动脉瓣被称为R‒NC,而当向右倾斜时则为L‒NC。嵴存在时可能是识别双叶融合、混合瓣叶更可靠的方式。

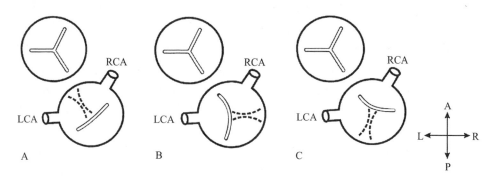

图8‒14　三种基本类型的二叶主动脉瓣示意图,冠状动脉起源在经典位置

A. 前后型,为右瓣和左前(冠状)瓣融合所致,右冠状动脉和左冠状动脉的起源点均位于对侧中缝(虚线);B. 右倾边对边型,为右侧前瓣和后瓣融合所致;C. 右倾边对边型,为左侧前瓣和后瓣融合所致
LCA=左冠状动脉;RCA=右冠状动脉;A=前侧;L=左侧;P=后侧;R=右侧

　　识别主动脉窦是标注正常冠状动脉开口的基本条件。右-左融合瓣的二叶主动脉瓣者的两条冠状动脉应该位于主肺动脉接触点的对侧(前窦的毗邻点)。R‒NC融合瓣的二叶主动脉瓣者,右冠状动脉应该从该融合瓣的前段发出。在得出人二叶主动脉瓣者会增加冠状动脉异常发生率这个确切结论前,必须进行基于正确识别主动脉瓣的特定前瞻性研究。

　　主动脉上部狭窄涉及主动脉窦管交界的腔径异常(发育不良)和壁厚异常(纤维增生),与冠状动脉口狭窄或闭锁相关联。主动脉狭窄的极端程度,即主动脉闭锁,是左心发育不全综合征的一个主要的、最典型的特征。有这种缺陷者冠状动脉常常受到影响。冠状动脉的分布特征没有受到太大的干扰,但左冠优势型可见于56%的病例。

　　左心发育不全综合征不伴二尖瓣闭锁的病例在血管造影和解剖上都能观察到内膜增厚、狭窄性病变和心室-冠状动脉交通。

8.1.6　法洛四联症

　　多年以来,研究人员已经认识到法洛四联症可增加冠状动脉异常的发生率,而这些冠状动脉异常在手术修复法洛四联症时有重要的影响。法洛四联症的特征:右心室肥厚,室间隔缺损(非梗阻性),主动脉瓣并置(骑跨室间隔)以及肺动脉漏斗部发育不全伴肺动脉瓣狭窄或闭锁。基础的胚胎学缺陷似乎与动脉圆锥和共用动脉干的不均匀分隔有关,既造成肺动脉狭窄,也导致主动脉瓣环原发性闭锁。后一种缺陷很可能就为冠状动脉起源异常发生率增加创造了重要条件。通过选择性冠状动脉造影对法洛四联症的冠状动脉进行广泛研究后,达比兹(Dabizzi)和同事在 1990 年发表了一个包括 181 例病例的报道。24 例(约 13%)存在异常冠状动脉起源,72 例(约 40%)具有冠状动脉-肺动脉瘘。其他研究人员也提供了类似的数据。

8.2 结论

在回顾几种形式的先天性心脏缺陷时,我们提出了一些证据来支持一些重要的一般概念:

1) 冠状动脉远端分支模式表现出与各个心室存在固有的解剖关系,而与心室的空间位置及其与大血管的连接关系无关。室间隔的血供一直由走行于室间沟的心外膜冠状动脉(前降支和后降支)供给。

2) 近段冠状动脉起源和走行的方式则因不同心脏缺陷而受到影响。单一的共用动脉干的存在导致近段冠状动脉解剖变化最大。

3) 冠状动脉起源既与血氧饱和度增加(见大动脉转位)无关,也与压力升高(见于肺动脉和主动脉瓣闭锁)无关,与主动脉起源于右心室(见于大动脉转位、右心室双出口以及陶-宾综合征)也无关。冠状动脉始终与面向窦相连接可能是因为心神经嵴位于面向窦(而不会位于非面向窦,因为非面向窦在胚胎学上来自共同动脉干的插入隆突)。

4) 与肺动脉相邻的两个面向窦是包括先天性心脏病在内的绝大部分病例的冠状动脉起源的位置。

5) 在胚胎时期或胎儿时期,左心室或右心室出现超体循环压力导致心室-冠状动脉交通的发育。尽管这些交通允许受累的心室腔泄压,但也同时引起受累冠状动脉的阻塞性改变。

6) 固有主动脉瓣异常可影响冠状动脉起源,如二叶主动脉瓣或法洛四联症。

更大规模、更详细的先天性心脏病冠状动脉形态研究对于建立心脏缺陷和冠状动脉形态发生之间的确切相关性具有相当大的潜力。

本书主要参考文献

安琪,李守军,2020.先天性心脏病外科治疗中国专家共识(十二):先天性冠状动脉异常.中国胸心血管外科临床杂志,27(12):1375-1381.

陈会校,何振山,李俊峡,等,2009.先天性左冠状动脉开口异常一例.中国综合临床,25(1):98.

陈洁,殷焱,华佳,等,2008.冠状动脉先天性异常的 MSCT 分析.放射学实践(02):131-134.

甘运韵,瞿中威,张亚林,等,2017.双源 CT 在先天性冠状动脉异常中的诊断价值.中国社区医师,33(6):85-86.

郭张科,柏松,郑佳,等,2020.儿童先天性冠状动脉异常起源于肺动脉畸形 37 例临床分析.中华小儿外科杂志,41(12):1113-1117.

何茜,赵晋齐,刘波,等,2011.成年人先天性冠状动脉起源异常的双源 CT 评价.实用放射学杂志,27(4):505-507.

何伟平,雷平平,俞芽法,等,2020.成人先天性左冠状动脉闭锁 1 例.重庆医学,49(18):3142-3144.

李文秀,耿斌,吴江,等,2013.先天性左冠状动脉主干闭锁与左冠状动脉异常起源于肺动脉的超声对比研究.第七届北京五洲心血管病研讨会论文集.

罗立镇,刘东旭,赵欣,等,2019.双源 CT 在先天性冠状动脉起源异常的临床应用.中国医学创新,16(16):72-77.

沈东,黄党生,张丽伟,等,2007.成人先天性冠状动脉畸形的分类及其发生率.解放军医学杂志,32(5):520-521.

谭晓,孙锟,2007.先天性冠状动脉异常的诊治进展.国际心血管病杂志,34(6):434-436.

王小启,宋云虎,许建屏,等,2009.先天性冠状动脉起源异常病理解剖及胚胎学与外科治疗.实用临床医药杂志,13(5):9-12.

王新江,杨立,蔡祖龙,等,2006.64 层螺旋 CT 对先天性冠状动脉异常起源的显示.中华医学会全国放射学大会,22(10):1510-1512.

王远鹤,齐国先,2006.冠状动脉先天性变异的冠状动脉造影分析.中国医科大学学报,35(1):96-97.

肖燕燕,梁永梅,焦萌,等,2014.影响心脏功能的先天性冠状动脉异常-ALCAPA 及先天性 CLMCA-A-附 27 例临床分析.第八届北京五洲国际心血管病会议论文集.

许耀强,刘迎龙,苏俊武,等,2016.先天性左冠状动脉异常起源于肺动脉的外科治疗.中国胸心血管外科临床杂志,23(5):449-452.

薛军,2013.先天性冠状动脉异常一例.实用心脑肺血管病杂志,5(21):185.

杨俊娟,曹静,郭三强,等,2005.冠状动脉先天性异常患者的冠状动脉造影分析.中国介入心脏病学杂志,13(1):31-33.

翟红霞,夏云峰,刘润梅,等,2007.先天性冠状动脉畸形的检出及造影表现.医学争鸣,28(5):445-446.

张龙江,卢光明,2008.冠状动脉先天性异常的多层螺旋 CT 血管成像.放射学实践,23(8):923-926.

ABBOTT M E, 1906. Anomalies of the coronary arteries//MCCREA T. Osler's modern medicine. Philadelphia:Lea & Febiger.

ABBOTT M E, 1908. Anomalous origin from the pulmonary artery//OSLER W. Thecry and practice. Philadelphia:Lea & Febiger.

ABERGEL E, AOUATE J M, GESLIN J, et al, 1990. Dilatation des bronchs localise. Etiologie meconnue de fistule coronar bronchique. Arch Mal Coeur Vaiss, 83(2):271-274.

ABRAMS H L, BARNHARD H J, GRUNTZIG A R, et al., 1983. Coronary arteriography:a practical approach. Boston:Little, Brown and Company.

ACIERNO L J, 1994. The history of cardiology. London:The Parthenon Publishing Group.

AGIRBASLI M, MARTIN G S, STOUT J B, et al., 1997. Myocardial bridge as a cause of thrombus formation and myocardial infarction in a young athlete. Clin Cardiol, 20(12):1032-1036.

AHMAD M, MERRY S L, HAIBACH H, 1981. Evidence of impaired myocardial perfusion and abnormal left ventricular function during exercise in patients with isolated systolic narrowing of the left anterior descending coronary artery. Am J Cardiol, 48(5):832-836.

AIKAWA E, KAWANO J, 1982. Formation of coronary arteries sprouting from the primitive aortic sinus wall of the chick embryo. Experientia, 38(7):816-818.

ALAM M. BRYMER J, SMITH S, 1993. Transesophageal echocardiographic diagnosis of anomalous left coronary artery from the right aortic sinus. Chest, 103(5):

1617 - 1618.

ALEXI-MESKISHVILI V, HETZER R, WENG Y, et al., 1994. Anomalous origin of the left coronary artery from the pulmonary artery. Early results with direct aortic reimplantation. J Thorac Cardiovasc Surg, 108(2): 354 - 362.

ALLEN G L, SNIDER T H, 1966. Myocardial infarction with a single coronary artery. Arch Intern Med, 117(2): 261 - 264.

ALSTRUP P, MADSEN T, JAGT T, 1978. Left coronary artery originating from the pulmonary artery: correction and total myocardial blood flow measurements. J Cardiovasc Surg (Torino), 19(2): 169 - 176.

AMPLATZ K, ANDERSON R, 1968. Angiographic appearance of myocardial bridging of the coronary artery. Invest Radiol, 3(3): 213 - 215.

ANGELINI P, 1989. Normal and anomalous coronary arteries: definitions and classifications. Am Heart J, 117(2): 418 - 434.

ANGELINI P, 1993. The case of a fascinating dimple. Am J Cardiol, 72 (1): 102 - 103.

ANGELINI P, 1994. Myocardial bridges revisited. Cathet Cardiovasc Diagn, 32(1): 40 - 41.

ANGELINI P, LEACHMAN R D, AUTREY A, 1986. Atypical phasic coronary narrowing. Cathet Cardiovasc Diagn, 12(1): 39 - 43.

ANGELINI P, TRIVELLATO M, DONIS J, et al., 1983. Myocardial bridges: a review. Prog Cardiovasc Dis, 26(1): 75 - 88.

ARCINIEGAS E, FAROOKI Z Q, HAKIMI M, et al., 1980. Management of anomalous left coronary artery from the pulmonary artery. Circulation, 62(2): 180 - 189.

ARQUÉ J M, THIENE G, CARDO M, et al., 1993. Anomalous origin of the left coronary artery from the nonfacing aortic sinus: a study in the Syrian hamster. Cardiovasc Pathol, 2(1): 35.

AUGUSTSSON M H, GASUL B M, FEL E H, et al., 1962. Anomalous origin of left coronary artery from pulmonary artery. JAMA, 180(2): 15 - 21.

AZCUNA J I, CABRERA A, ARRUZA F, et al., 1971. Fistulae between the coronary arteries and the right cavities of the heart. Br Heart J, 33(4): 451 - 455.

BACKER C L, STOUT M J, ZALES V R, et al., 1992. Anomalous origin of the left coronary artery: a twenty-year review of surgical management. J Thorac Cardiovasc Surg, 103(6): 1049 - 1057.

BAIM D S, KLINE H, SILVERMAN J F, 1982. Bilateral coronary artery-pulmonary artery fistula: report of five cases and review of the literature. Circulation, 65(4):

810 – 815.

BAIRD R J, MANKTELOW R T, SHAH P A, et al., 1970. Intramyocardial pressure. A study of its regional variations and its relationship to intraventricular pressure. J Thorac Cardiovasc Surg, 59(6): 810 – 823.

BAROLDI G, SCOMAZZONI G, 1967. Coronary circulation in the normal heart and the pathologic heart. Washington DC: United States Government Printing Office.

BASSO C, CORRADO D, THIENE G, 2001. Congenital coronary artery anomalies as an important cause of sudden death in the young. Cardiology in review, 9(6): 312 – 317.

BASSO C, FRESCURA C, CORRADO D, et al., 1995. Congenital heart disease and sudden death in the young. Hum Pathol, 26(10): 1065 – 1072.

BASSO C, MARON B J, CORRADO D, et al., 2000. Clinical profile of congenital coronary artery anomalies with origin from the wrong aortic sinus leading to sudden death in young competitive athletes. Journal of the American College of Cardiology, 35(6): 1493 – 1501.

BENREY J, HALLMAN G L, COOLEY D A, et al., 1974. Origin of left coronary artery from the pulmonary artery: eight year follow-up after revascu-larization with a dacron tube graft. Cardiovasc Dis, 1(5): 413 – 417.

BJORK G, CRAFOORD C, 1947. Arteriovenous aneurysm on the pulmonary artery simulating patent ductus arteriosus Botalli. Thorax, 2(2): 65 – 74.

BLAND E F, WHITE P D, GARLAND J, 1933. Congenital anomalies of the coronary arteries: report of an unusual case associated with cardiac hypertrophy. Am Heart J, 8(6): 787 – 810.

BOCKMAN D E, REDMOND M E, WALDO K, et al., 1987. Effect of neural crest ablation on development of the heart and arch arteries in the chick. Am J Anat, 180(4): 332 – 341.

BOGERS A J, GITTENBERGER-DE GROOT A C, DUBBELDAM J A, et al., 1988. Scanning electron microscopy substantiates histology in showing the inadequacy of the existing theories on the development of the coronary arteries and their connections with the arterial trunks. Acta Morphol Neerl Scand, 26(4): 225 – 237.

BOGERS A J, GITTENBERGER-DE GROOT A C, DUBBELDAM J A, et al., 1988. The inadequacy of the existing theories on development of the proximal coronary arteries and their connexions with the arterial trunks. Int J Cardiol, 20(1): 117 – 123.

BOGERS A J, GITTENBERGER-DE GROOT A C, POELMANN R E, et al., 1989.

Development of the origin of the coronary arteries, a matter of ingrowth or outgrowth? Anat Embryol, 180(5): 437 - 441.

BOUCEK R J, MORALES A R, ROMANELLI R, et al., 1984. Coronary artery disease: pathologic and clinical assessment. N Engl J Med, 311(23): 1522 - 1523.

BOXER R A, LACORTE M A, SINGH S, et al., 1989. Noninvasive diagnosis of congenital left coronary artery to right ventricle fistula by nuclear magnetic resonance imaging. Pediatr Cardiol, 10(1): 45 - 47.

BRANDT B, MARTINS J B, MARCUS M L, 1983. Anomalous origin of the right coronary artery from the left sinus of Valsalva. N Engl J Med, 309(10): 596 - 598.

BRANDT P W, PARTRIDGE J B, WATTIE W J, 1977. Coronary arteriography: method of presentation of the arteriogram report and a scoring system. Clin Radiol, 28(4): 361 - 365.

BROOKS H S, 1885. Two cases of an abnormal coronary artery of the heart arising from the pulmonary artery: with some remarks upon the effect of this anomaly in producing cirsoid dilation of the vessels. J Anat Physiol, 20(1): 26 - 29.

BROTHERS J A, GAYNOR J W, JACOBS J P, et al., 2010. The registry of anomalous aortic origin of the coronary artery of the Congenital Heart Surgeons' Society. Cardiology in the Young, 20(S3): 50 - 58.

BROTHERS J, CARTER C, MCBRIDE M, et al., 2010. Anomalous left coronary artery origin from the opposite sinus of Valsalva: evidence of intermittent ischemia. The Journal of Thoracic and Cardiovascular Surgery, 140(2): 27 - 29.

BRUTEL DE LA RIVIERE A, QUAEGEBEUR J M, HENNIS P J, et al., 1983. Growth of an aorta-coronary anastomosis. J Thorac Cardiovasc Surg, 86(3): 393 - 399.

BUNTON R, JONAS R A, LANG P, et al., 1987. Anomalous origin of left coronary artery from pulmonary artery: ligation versus establishment of a two coronary artery system. J Thorac Cardiovasc Surg, 93(1): 103 - 108.

BURKE A P, FARB A, VIRMANI R, et al., 1991. Sports-related and non-sports-related sudden cardiac death in young adults. Am Heart J, 121(2 Pt 1): 568 - 575.

BYRUM C J, BLACKMAN M S, SCHNEIDER B, et al., 1980. Congenital atresia of the left coronary ostium and hypoplasia of the left main coronary artery. Am Heart J, 99(3): 354 - 358.

CALDWELL R L, HURWITZ R A, GIROD D A, et al., 1983. Two-dimensional echo-cardiographic differentiation of anomalous left coronary artery from congestive cardiomyopathy. Am Hear J, 106(4 Pt 1): 710 - 716.

CARDO M, FERNÁNDEZ B, DURÁN A C, et al., 1994. Anomalous origin of the left coronary artery from the pulmonary trunk and its relationship with the morphology of the cardiac semilunar valves in Syrian hamsters. Basic Res Cardiol, 89(1): 94 - 99.

CARDO M, FERNÁNDEZ B, DURÁN A C, et al., 1995. Anomalous origin of the left coronary artery from the dorsal aortic sinus and its relationship with aortic valve morphology in Syrian hamsters. J Comp Pathol, 112(4): 373 - 380.

CARREL T, TKEBUCHAVA T, JENNI R, et al., 1996. Congenital coronary fistulas in children and adults: diagnosis, surgical technique and results. Cardiology, 87(4): 325 - 330.

CARVALHO J S, REDINGTON A N, OLDERSHAW P J, et al., 1991. Analysis of left ventricular wall movement before and after reimplantation of anomalous left coronary artery in infancy. Br Heart J, 65(4): 218 - 222.

CARVALHO V B, MACRUZ R, DECOURT L V, et al., 1984. Hemodynamic determination of coronary constriction in human myocardial bridges. Am Heart J, 108(1): 73 - 80.

CASTAÑER E, GALLARDO X, RIMOLA J, et al., 2006. Congenital and acquired pulmonary artery anomalies in the adult: radiologic overview. Radiographics, 26(2): 349 - 371.

CELANO C, PETERS R W, FISHER M L, 1987. Coronary collateral blood flow in a patient with angiographically normal coronary arteries. Cathet Cardiovasc Diagn, 13 (5): 325 - 326.

CHAITMAN B R, BOURASSA M G, LESPERANCE J, et al., 1975. Aberrant course of the left anterior descending coronary artery associated with anomalous left circumflex origin from the pulmonary artery. Circulation, 52(5): 955 - 958.

CHAITMAN B R, LESPERANCE J, SALTIEL J, et al., 1976. Clinical, angiographic, and hemodynamic findings in patients with anomalous origin of the coronary arteries. Circulation, 53(1): 122 - 131.

CHAMBERS JR J D, JOHNS J P, DAVEE T S, 1994. Myocardial stunning resulting from systolic coronary artery compression by myocardial bridging. Am Heart J, 128 (5): 1036 - 1038.

CHAN C, BERLAND J, CRIBIER A, et al., 1993. Angioplasty of the right coronary artery with origin of all three coronary arteries from a single ostium in the right sinus of valsalva. Am Heart J, 126(4): 985 - 987.

CHAPMAN R W, WATKINS J, 1978. Rupture of right coronary artery aneurysm into the right atrium. Br Heart J, 40(8): 938 - 939.

CHARNEY R, SPINDOLA-FRANCO H, GROSE R, 1993. Coronary angioplasty of anomalous right coronary arteries. Cathet Cardiovasc Diagn, 29(3): 233 - 235.

CHA S D. SINGER E, MARANHAO V, et al., 1978. Silent coronary artery-left ventricular fistula: a disorder of the thebesian system. Angiology, 29(2): 169 - 173.

CHEATHAM J P, RUYLE N A, NCMANUS B M, et al., 1987. Origin of the right coronary artery from the descending thoracic aorta: angiographic diagnosis and unique coronary artery anatomy at autopsy. Cathet Cardiovasc Diagn, 13(5): 321 - 324.

CHEE T P, JENSEN D P, PADNICK M B, et al., 1981. Myocardial bridging of the left anterior descending coronary artery resulting in subendocardial infarction. Arch Intern Med, 141(12): 1703 - 1704.

CHEEZUM M K, LIBERTHSON R R, SHAH N R, et al., 2017. Anomalous aortic origin of a coronary artery from the inappropriate sinus of Valsalva. Journal of the American College of Cardiology, 69(12): 1592 - 1608.

CHEITLIN M D, 1989. Congenital coronary artery anomalies: pathologic aspects// VIRMANI R, FORMAN M B. Non-atherosclerotic ischemic heart disease. New York: Raven.

CHEITLIN M D, DE CASTRO C M, MCALLISTER H A, 1974. Sudden death as a complication of anomalous left coronary origin from the anterior sinus of Valsalva: a not-so-minor congenital anomaly. Circulation, 50(4): 780 - 787.

CHEN H L, LO P H, WU C J, et al., 1997. Coronary angioplasty of a single coronary artery with an anomalous origin in the ascending aorta. J Invas Cardiol, 9(3): 188 - 191.

CHEN J N, LIAO R, 1965. A study of the myocardial bridges on the coronary arteries in the Chinese. Acta Anat Sinica, 8: 106.

CHIARIELLO L, MEYER J, REUL G J, et al., 1975. Surgical treatment for anomalous origin of left coronary artery from pulmonary artery. Ann Thorac Surg, 19(4): 443 - 450.

ClARK E B, 2001. Etiology of congenital cardiovascular malformations: epidemiology and genetics. Moss and Adams' Heart Disease in Infants and Adolescents, 1: 64 - 79.

CLICK R L, HOLMES JR D R, VLIETSTRA R E, et al., 1989. Anomalous coronary arteries: location, degree of atherosclerosis and effect on survival: a report from the Coronary Artery Surgery Study. J Am Coll Cardiol, 13(3): 531 - 537.

COHEN A J, GRISHKIN B A, HELSEL R A, et al., 1989. Surgical therapy in the management of coronary anomalies: emphasis on utility of internal mammary artery grafts. Ann Thorac Surg, 47(4): 630 - 637.

CONTE G, PELLEGRINI A, 1984. On the development of the coronary arteries in human embryos, stage 14 – 19. Anat Embryol, 169(2): 209 – 218.

COOLEY D A, HALLMAN G L, BLOODWELL R D, 1966. Definitive surgical treatment of anomalous origin of left coronary artery from pulmonary artery: indications and results. J Thorac Cardiovasc Surg, 52(6): 798 – 808.

COOPER M J, BERNSTEIN D, SILVERMAN N H, 1985. Recognition of left coronary artery fistula to the left and right ventricles by contrast echocardiography. J Am Coll Cardiol, 6(4): 923 – 926.

CORONE P, CORONE A, DOR X, et al., 1984. Les arteres coronaires et leurs variations, une explication embriologique. Comptes Rendus Academie des Sciences, 299 (11): 451 – 458.

CORRADO D, BASSO C, POLETTI A, et al., 1994. Sudden death in the young: is coronary thrombosis the major precipitating factor? Circulation, 90(5): 2315 – 2323.

CORRADO D, THIENE G, COCCO P, et al., 1992. Non-atherosclerotic coronary artery disease and sudden death in the young. Br Heart J, 68(6): 601 – 607.

CORRADO D, THIENE G, NAVA A, et al., 1990. Sudden death in young competitive athletes: clinicopathologic correlations in 22 cases. Am J Med, 89(5): 588 – 596.

COWIE M R, MAHMOOD S, ELL P J, 1994. The diagnosis and assessment of an adult with anomalous origin of the left coronary artery from the pulmonary artery. Eur J Nucl Med, 21(9): 1017 – 1019.

COX I D, MURDAY A J, HEALD S C, 1996. Value of transoesophageal echocardiography in surgical ligation of coronary artery fistulas. Heart, 76(2): 181 – 182.

CULBERTSON C, DE CAMPLI W, WILLIAMS R, et al., 1995. Congenital valvular aortic stenosis and abnormal origin of the right coronary artery: rare combination with important clinical implications. Pediatr Cardiol, 16(2): 73 – 75.

CULHAM J A G, 1997. Abnormalities of the coronary arteries//FREEDOM R M, MAWSON J B, YOO S J, et al. Congenital heart disease: textbook of angiocardiography. Armonk: Futura Publishing.

DATTA J, WHITE C S, GILKESON R C, et al., 2005. Anomalous coronary arteries in adults: depiction at multi-detector row CT angiography. Radiology, 235 (3): 812 – 818.

DAVIS C L, 1927. Development of the human heart from its first appearance to the stage found in embryos of twenty paired somites. Contrib Embryol, 19: 245 – 284.

DE LA CRUZ M V, CASTILLO M M, VILLAVICENCIO L, et al., 1997. The primitive interventricular septum, its primordium, and its contribution in the definitive

interventricular septum. "*In vivo*"labeling study in the chick embryo heart. Anat Rec,
247(4): 512 – 520.

DE LA CRUZ M V, GIMENEZ-RIBOTTA M, SARAVALLI O, et al., 1983. The
contribution of the inferior endocardial cushion of the atrioventricular canal to car-
diac septation and to the development of the atrioventricular valves: study in the chick
embryo. Am J Anat, 166(1): 63 – 72.

DIEZ J G, ANGELINI P, LEE V V, 1997. Does the anomalous congenital origin of a
coronary artery predispose to the development of stenotic athero-sclerotic lesions in its
proximal segment? Circulation, 96(Suppl I): 1 – 154.

DILLMAN J R, HERNANDEZ R J, 2009. Role of CT in the evaluation of congenital
cardiovascular disease in children. American Journal of Roentgenology, 192 (5):
1219 – 1231.

DODGE-KHATAMI A, MAVROUDIS C, BACKER C L, 2000. Congenital heart surgery
nomenclature and database project: anomalies of the coronary arteries. The Annals of
Thoracic Surgery, 69(4): 270 – 297.

DOLK H, LOANE M, GARNE E, et al., 2011. Congenital heart defects in Europe:
prevalence and perinatal mortality, 2000 to 2005. Circulation, 123(8): 841 – 849.

DRISCOLL D J, NIHILL M R, MULLINS C E, et al., 1981. Management of symptom-
atic infants with anomalous origin of the left coronary artery from the pulmonary artery.
Am J Cardiol, 47(3): 642 – 648.

DURÁN A C, ARQUÉ J M, CARDO M, et al., 1988. Descripción morfológica de una
nueva anomalía arterial coronaria en el hamster sirio, Mesocricetus auratus
(Waterhouse, 1839): interpretationes genéticas y filogenéticas. Misc Zool, 12:
329 – 338.

DURÁN A C, DALIENTO L, FRESCURA C, et al., 1995. Unicommissural aortic valve
and its association with other congenital heart disease. Cardiol Young, 5 (2):
132 – 139.

DURÁN A C, FRESCURA C, SANS-COMA V, et al., 1995. Bicuspid aortic valves in
hearts with other congenital heart disease. J Heart Valve Dis, 4(6): 581 – 590.

DURÁN A C, SANS-COMA V, ARQUÉ J M, et al., 1992. Blood supply to the inter-
ventricular septum of the heart in rodents with intramyocardial coronary arteries. Acta
Zool-Stockholm, 73(4): 223 – 229.

DURÁN A C, SANS-COMA V, CARDO M, et al., 1992. The blood supply to the
interventricular septum of the heart in Soricoidea (Mammalia). Zool Anz, 227(5 –
6): 279 – 285.

EDIS A J, SCHATTENBERG T T, FELDT R H, et al., 1972. Congenital coronary artery fistula. Surgical considerations and results of operation. Mayo Clin Proc, 47(8): 567 - 571.

EDWARDS J E, 1958. Anomalous coronary arteries with special reference to arteriovenous-like communications. Circulation, 17(6): 1001 - 1006.

EDWARDS J E, 1964. The direction of blood flow in coronary arteries arising from the pulmonary trunk (editorial). Circulation, 29(2): 163 - 166.

EGUCHI S, NITTA H, ASANC K, et al., 1970. Congenital fistula of the right coronary artery to the left ventricle. The third case in the literature. Am Heart J, 80(2): 242 - 246.

EL-SAID G M, DAWSON J T, SANDIFORD F M, et al., 1973. Coronary artery anomalies: diagnosis, indications and results of surgical management. Eur J Cardiol, 1(1): 63 - 70.

ENGEL H J, TORRES C, PAGE H L, 1975. Major variations in anatomical origin of the coronary arteries: angiographic observations in 4250 patients without associated congenital heart disease. Cathet Cardiovasc Diagn, 1(2): 157 - 169.

ERBEL R, GE J, RUPPRECHT H J, et al., 1994. Comparison of intravascular ultrasound and angiography in the assessment of myocardial bridging. Circulation, 89(4): 1725 - 1732.

EUGSTER G S, OLIVA P B, 1973. Anomalous origin of the right coronary artery from the pulmonary artery. Chest, 63(2): 294 - 296.

FAROOKI Z Q, NOWLEN T, HAKIMI M, et al., 1993. Congenital coronary artery fistulae: a review of 18 cases with special emphasis on spontaneous closure. Pediatr Cardiol, 14(4): 208 - 213.

FARUQUI A M, MALOY W C, FELNER J M, et al., 1978. Symptomatic myocardial bridging of coronary artery. Am J Cardiol, 41(7): 1305 - 1310.

FELD H, GUADANINO V, HOLOLANDER G, et al., 1991. Exercise-induced ventricular tachycardia associated with a myocardial bridge. Chest, 99(5): 1295 - 1296.

FELDMAN A M, BAUGHMAN K L, 1986. Myocardial infarction associated with a myocardial bridge. Am Heart J, 111(4): 784 - 787.

FELDMAN R L, PEPINE C J, CONTI C R, 1981. Magnitude of dilatation of large and small coronary arteries by nitroglycerin. Circulation, 64(2): 324 - 333.

FERNANDES F, ALAM M, SMITH S, et al., 1993. The role of transesophageal echocardiography in identifying anomalous coronary arteries. Circulation, 88(6):

2532 – 2540.

FERREIRA JR A G, TROTTER S E, KONIG JR B, et al. Myocardial bridges: morphological and functional aspects. Br Heart J, 1991, 66(5): 364 – 367.

FINLEY J P, HOWMAN-GILES R, GILDAY D L, et al., 1978. Thallium-201 myocardial imaging in anomalous left coronary artery arising from the pulmonary artery. Am J Cardiol, 42(4): 675 – 680.

FLOYD W L, YOUNG W G, JOHNSRUDE I S, 1970. Coronary arterial-left atrial fistula. Case with obstruction of the inferior vena cava by a giant left atrium. Am J Cardiol, 25(6): 716 – 722.

FLYNN M S, KERN M J, AGUIRRE F V, et al., 1994. Intramyocardial muscle bridging of the coronary artery: an examination of a diastolic "spike and dome" pattern of coronary flow velocity. Cathet Cardiovasc Diagn, 32(1): 36 – 39.

FREEDOM R M, BENSON L N, 1989. The etiology of myocardial ischemia: surgical considerations//FREEDOM R M. Pulmonary atresia with intact ventricular septum. New York: Futura.

FREEDOM R M, CULHAM J A G, MOES C A F, 1974. Anomalies of the coronary arteries//FREEDOM R M, CULHAM J A G, MOES C A F. Angiocardi-ography of congenital heart disease. New York: Macmillan.

FUKIISHI Y, MORRIS-KAY G M, 1992. Migration of cranial neural crest cells to the pharyngeal arches and heart in rat embryos. Cell Tissue Res, 268(1): 1 – 8.

FU M, HUNG J S, YEH S J, et al., 1992. Reversal of silent myocardial ischemia by surgery for isolated anomalous origin of the left anterior descending coronary artery from the pulmonary artery. Am Heart J, 124(5): 1369 – 1371.

GAITHER N S, ROGAN K M, STAJDUHAR K, et al., 1991. Anomalous origin and course of coronary arteries in adults: identification and improved imaging utilizing transesophageal echocardiography. Am Heart J, 122(1Pt1): 69 – 75.

GALBRAITH A J, WERNER D, CUTFORTH R H, 1981. Fistula between left coronary artery and superior vena cava. Br Heart J, 46(1): 99 – 100.

GALLET B, ADAMS C, HLITGEN M, et al., 1991. Myocardial bridge of the left anterior descending coronary artery and myocardial infarction: does coronary spasm play a part? Arch Mal Coeur Vaiss, 84(4): 517 – 523.

GALLI M, POLITI A, ZERBONI S, 1997. "Functional myocardial bridging" and "hyperkinetic state": a rare association as a cause of acute myocardial infarction. G Ital Cardiol, 27(12): 1286 – 1289.

GASUL B M, ARCILLA R A, FELL E H, et al., 1960. Congenital coronary arteriovenous fistula. Pediatrics, 25(25): 531 – 560.

GEIRINGER E, 1951. The mural coronary artery. Am Heart J, 41(3): 359 – 368.

GE J, ERBEL R, MEYER J, et al., 1994. Comparison of intravascular ultrasound and angiography in the assessment of myocardial bridging. Circulation, 89 (4): 1725 – 1732.

GE J, JEREMIAS A, SIMON H U, et al. , 1997. A new and characteristic coronary flow pattern in patients with myocardial bridging demonstrated by intracoronary FloWire. Circulation, 96: 704.

GENTLES T L, COLAN S D, GIGLIA T M, et al., 1993. Right ventricular decompression and left ventricular function in pulmonary atresia with intact ventricular septum: the influence of less extensive coronary anomalies. Circulation, 88 (5 Pt 2): 183 – 188.

GENTZLER R D, GAULT J H, LIEDTKE A J, et al., 1975. Congenital absence of the left circumflex artery in the systolic click syndrome. Circulation, 52(3): 490 – 496.

GERSONY W M, 2007. Management of anomalous coronary artery from the contralateral coronary sinus. Journal of the American College of Cardiology, 50(21): 2083 – 2084.

GHAHRANI A, IYENGAR R, CUNHA D, et al., 1972. Myocardial infarction due to congenital coronary arterial aneurysm (with successful saphenous vein bypass graft). Am J Cardiol, 29(6): 863 – 867.

GHOSH P K, FRIEDMAN M, VIDNE B A, 1993. Isolated congenital atresia of the left main coronary artery and atherosclerosis. Ann Thorac Surg, 55(6): 1564 – 1565.

GIANNAKOULAS G, DIMOPOULOS K, ENGEL R, et al., 2009. Burden of coronary artery disease in adults with congenital heart disease and its relation to congenital and traditional heart risk factors. The American Journal of Cardiology, 103 (10): 1445 – 1450.

GIANNOCCARO P J, SOCHOWSKI R A, MORTON B C, et al., 1993. Complementary role of transesophageal echocardiography to coronary angiography in the assessment of coronary artery anomalies. Br Heart J, 70(1): 70 – 74.

GIGLIA T M, MANDELL V S, CONNOR A R, et al., 1992. Diagnosis and management of right ventricle-dependent coronary circulation in pulmonary atresia with intact ventricular septum. Circulation, 86(5): 1516 – 1528.

GOLDBLAT E, ADAMS A P, ROSS I K, et al., 1984. Single-trunk anomalous origin of both coronary arteries from the pulmonary artery. Diagnosis and surgical management. J Thorac Cardiovasc Surg, 87(1): 59 – 65.

GOULEY B A, 1950. Anomalous left coronary artery arising from the pulmonary artery （adult type）. Am Heart J, 40(4): 630 – 637.

GOWDA S T, LATSON L A, KUTTY S, et al., 2011. Intermediate to long-term outcome following congenital coronary artery fistulae closure with focus on thrombus formation. The American Journal of Cardiology, 107: 302 – 308.

GRACE R R, ANGELINI P, COOLEY D A, 1977. Aortic implantation of anomalous left coronary artery arising from pulmonary artery. Am J Cardiol, 39(4): 609 – 613.

GRANT R T, REGNIER M, 1926. The comparative anatomy of the cardiac coronary vessels. Heart, 13(1): 285 – 317.

GREEN C E, 1996. Unusual coronary anatomy and variations//GREEN C E. Coronary cinematography. Philadelphia: Lippincott-Raven.

GREENSPAN M, ISKANDRIAN A S, CATHERWOOD E, et al., 1980. Myocardial bridging of the left anterior descending artery: evaluation using exercise thallium-201 myocardial scintigraphy. Cathet Cardiovasc Diagn, 6(2): 173 – 180.

GRENADIER E, BEYAR R, AMIKAM S, et al., 1992. Two-vessel PTCA of single anomalous coronary artery. Am Heart J, 123(1): 220 – 222.

GRIFFITHS S P, ELLIS K, HARDOF A J, et al., 1983. Spontaneous complete closure of a congenital coronary fistula. J Am Coll Cardiol, 2(6): 1169 – 1173.

GROLLMAN JR J H, 1998. The fistulous connection: how does it go? Cathet Cardiovasc Diag, 43(2): 184.

GROLLMAN JR J H, MAO S S, WEINSTEIN S R, 1992. Arteriographic demonstration of both kinking at the origin and compression between the great vessels of an anomalous right coronary artery arising in common with a left coronary artery from above the left sinus of Valsalva. Cathet Cardiovasc Diagn, 25(1): 46 – 51.

GRONDIN P, BOURASSA M G, NOBLE J, et al., 1977. Successful course after supra-arterial myotomy for myocardial bridging and milking effect of the left anterior descending artery. Ann Thorac Surg, 24(5): 422 – 429.

GROVER M, MANCINI G B, 1984. Myocardial bridge associated with pacing-induced coronary spasm. Am Heart J, 108(6): 1540 – 1543.

GUPTA N C, BEAUVAIS J, 1991. Physiologic assessment of coronary artery fistula. Clin Nucl Med, 16(1): 40 – 42.

GUTGESELL H P, PINSKY W W, DEPUEY E G, 1980. Thallium-201 myocardial perfusion imaging in infants and children. Value in distinguishing anomalous left coronary artery from congestive cardiomyopathy. Circulation, 61(3): 596 – 599.

HABERMAN J H, HOWARD M L, JOHNSON E S, 1963. Rupture of the coronary sinus with hemopericardium. A rare complication of coronary arteriovenous fistula.

Circulation, 28: 1143 – 1144.

HACKENSELLER H A, 1955. Uber akgessorische, von der arteria pulmonalis abgehende Herzgefaesse und ihre Bedentung für das Verstaendnis der formalen Genese des Ursprunges einer oder beider Coronararterien von der Lungenschlagader. Frankf Z Pathol, 66(4): 463 – 470.

HACKETT D, HALLIDIE-SMITH K A, 1984. Spontaneous closure of coronary artery fistula. Br Heart J, 52(4): 477 – 479.

HALLER JR J A, LITTLE J A, 1963. Diagnosis and surgical correction of coronary artery-coronary sinus fistula. Circulation, 27(5): 939 – 942.

HALLMAN G L, COOLEY D A, SINGER D B, 1966. Congenital anomalies of the coronary arteries: anatomy, pathology and surgical treatment. Surgery, 59 (1): 133 – 144.

HAMBURGER V, HAMILTON H L, 1951. A series of normal stages in the development of the chick embryo. J Morphol, 88(1): 49 – 92.

HAMILTON J R, MULHOLLAND H C, O'KANE H O, 1986. Origin of the left coronary artery from the right pulmonary artery: a report of successful surgery in a 3-month-old child. Ann Thorac Surg, 41(4): 446 – 448.

HANSEN B F, 1982. Myocardial covering on epicardial coronary arteries. Prevalence, localization, and significance. Scand J Thorac Cardiovasc Surg, 16(2): 151 – 155.

HANZLICK R, STIVERS R R, 1983. Sudden death in a marathon runner with origin of the right coronary artery from the left sinus of Valsalva (letter to editor). Am J Cardiol, 51(8): 1467.

HARADA K, ITO T, SUZUKI Y, et al., 1993. Congenital atresia of left coronary ostium. Eur J Pediatr, 152(6): 539 – 540.

HARRISON D G, BATES J N, 1993. The nitrovasodilators. New ideas about old drugs. Circulation, 87(5): 1461 – 1467.

HARRIS W O, ANDREWS J C, NICHOLS D A, et al., 1996. Percutaneous transcatheter embolization of coronary arteriovenous fistulas. Mayo Clin Proc, 71(1): 37 – 42.

HARTNELL G G, JORDAN S C, 1990. Balloon embolization of a coronary arterial fistula. Int J Cardiol, 29(3): 381 – 383.

HARTNELL G G, PARNELL B M. PRIDIE R B, 1985. Coronary artery ectasia: its prevalence and clinical significance in 4 993 patients. Br Heart J, 54(4): 392 – 395.

HAUSDORF G, GRAVINGHOFF L, KECK E W, 1987. Effects of persisting myocardial sinusoids on left ventricular performance in pulmonary atresia with intact ventricular septum. Eur Heart J, 8(3): 291 - 296.

HAUSER M, 2005. Congenital anomalies of the coronary arteries. Heart, 91(9): 1240 - 1245.

HEIFETZ S A, RABINOWITZ M, MUELLER K H, et al., 1986. Total anomalous origin of the coronary arteries from the pulmonary artery. Pediatr Cardiol, 7(1): 11 - 18.

HERREIRA JR A G, TROTTER S E, KONING JR B, et al., 1991. Myocardial bridges: morphological and functional aspects. Br Heart J, 66(5): 364 - 367.

HIGGINS C B, WEXLER L, 1975. Reversal of dominance of the coronary arterial system in isolated aortic stenosis and bicuspid aortic valve. Circulation, 52(2): 292 - 296.

HILLESTAD L, EI E H, 1971. Single coronary artery. Acta Med Scand, 189(5): 409 - 413.

HILL R C, CHITWOOD JR W R, BASHORE T M, et al., 1981. Coronary flow and regional function before and after supraarterial myotomy for myocardial bridging. Ann Thorac Surg, 31(2): 176 - 181.

HIRAKOW R, 1983. Development of the cardiac blood vessels in staged human embryos. Acta Anat, 115(3): 220 - 230.

HIRUMA T, HIRAKOW R, 1989. Epicardial formation in embryonic chick heart: computer-aided reconstruction, scanning and transmission electron microscopic studies. Am J Anat, 184(2): 129 - 138.

HOBBS R E, MILLIT H D, RAGHAVAN P V. et al., 1982. Coronary artery fistulae: a 10 - year review. Cleve Clin Q, 49(4): 191 - 197.

HOFBECK M, WILD F, SINGER H, 1993. Improved visualization of a coronary artery fistula by the "laid-back" aortogram. Br Heart J, 70(3): 272 - 273.

Hoffman J I, 1979. The effect of intramyocardial forces on the distribution of intramyocardial blood flow. J Biomed Eng, 1(1): 33 - 40.

HONEY M, LINCOLN J C, OSBORNE M P, et al., 1975. Coarctation of the aorta with right aortic arch. Report of surgical correction in two cases: one with associated anomalous origin of left circumflex coronary artery from the right pulmonary artery. Br Heart J, 37(9): 937 - 945.

HOOD L C, ROSENQUIST T H, 1992. Coronary artery development in the chick: origin and deployment of smooth muscle cells, and the effects of neural crest ablation. Anat Rec, 234(2): 291 - 300.

HORI M, KITAKAZE M, 1991. Adenosine, the heart, and coronary circulation.

Hypertension, 18(5): 565 – 574.

HOUSMAN L B, MORSE J, LITCHFORD B, et al., 1978. Left ventricular fistula as a cause of intractable angina pectoris. Successful surgical repair. JAMA, 240(4): 372 – 374.

HUGHES M M, 1997. Anomalous origin of the right coronary artery from the left anterior descending coronary artery. Cathet Cardiovasc Diagn, 42(3): 308 – 309.

HUHTA J C, EDWARDS W D, DANIELSON G K, 1981. Supravalvular mitral ridge containing the dominant left circumflex coronary artery. J Thorac Cardiovasc Surg, 81(4): 577 – 579.

HUNG K C, HSIEH I C, CHERN M S, et al., 1996. Pulmonary pseudosequestration receiving arterial supply from a coronary artery fistula. Angiology, 47(9): 925 – 928.

HURWITZ R A, CALDWELL R L, GIROD D A, et al., 1989. Clinical and hemodynamic course of infants and children with anomalous left coronary artery. Am Heart J, 118(6): 1176 – 1181.

HUTCHINS G M, BULKLEY B H, MINER M M, et al., 1977. Correlation of age and heart weight with tortuosity and caliber of normal human coronary arteries. Am Heart J, 94(2): 196 – 202.

HUTCHINS G M, NAZARIAN I H, BULKLEY B H, 1978. Association of left dominant coronary arterial system with congenital bicuspid aortic valve. Am J Cardiol, 42(1): 57 – 59.

IAN COMMITTEE, 1989. Nomina anatomica. 6th ed. Edinburgh: Churchill-Livingstone.

ILIA R, 1995. Anomalous origin of the right coronary artery high above the noncoronary sinus of Valsalva. Cathet Cardiovasc Diagn, 35(2): 184 – 185.

ILIA R, GILUTZ H, GUERON M, 1991. Mid left anterior descending coronary artery originating from the right coronary artery. Int J Cardiol, 33(1): 162 – 165.

ILIA R, JAFARI J, WEINSTEIN J M, et al., 1994. Absent left circumflex coronary artery. Cathet Cardiovasc Diagn, 32(4): 349 – 350.

ISHIKAWA T, OTSUKA T, SUZUKI T, 1990. Anomalous origin of the left main coronary artery from the noncoronary sinus of Valsalva. Pediatr Cardiol, 11(3): 173 – 174.

JAFFE R B, GLANCY D L, EPSTEIN S E, et al., 1973. Coronary arterial-right heart fistulae: long-term observation in seven patients. Circulation, 47(1): 133 – 143.

JAMA A, BARSOUM M, BJARNASON H, et al., 2011. Percutaneous closure of congenital coronary artery fistulae: results and angiographic follow-up. JACC: Cardiovascular Interventions, 4(7): 814 – 821.

JAMES T N, 1965. Anatomy of the coronary arteries in health and disease. Circulation, 32(6): 1020 - 1033.

JOHNSON A D, DETWILER J H, HIGGINS C B, 1978. Left coronary artery anatomy in patients with bicuspid aortic valves. Br Heart J, 40(5): 489 - 493.

JOHNSRUDE C L, PERRY J C, CECCHIN F, et al., 1995. Differentiating anomalous left main coronary artery originating from the pulmonary artery in infants from myocarditis and dilated cardiomyopathy by electrocardi-ogram. Am J Cardiol, 75(1): 71 - 74.

JOSA M, DANIELSON G K, WEIDMAN W H, et al., 1981. Congenital ostial membrane of left main coronary artery. J Thorac Cardiovasc Surg, 81(3): 338 - 346.

JUREIDINI S B, NOURI S, CRAWFORD C J, et al., 1991. Reliability of echocardiography in the diagnosis of anomalous origin of the left coronary artery from the pulmonary trunk. Am Heart J, 122 (1 Pt 1): 61 - 68.

JUREIDINI S B, NOURI S, PENNINGTON D G, 1987. Anomalous origin of the left coronary artery from the pulmonary: repair after diagnostic cross-sectional echocardiography. Br Heart J, 58(2): 173 - 175.

KAPPETEIN A P, GITTENBERGER-DE GROOT A C, ZWINDERMAN A H, et al., 1991. The neural crest as a possible pathogenetic factor in coarctation of the aorta and bicuspid aortic valve. J Thorac Cardiovasc Surg, 102(6): 830 - 836.

KARR S S, PARNESS I A, SPEVAK P J, et al., 1992. Diagnosis of anomalous left coronary artery by Doppler color flow mapping: distinction from other causes of dilated cardiomyopathy. J Am Coll Cardiol, 19(6): 1271 - 1275.

KEETON B R, KEENAN D J, MONRO J L, 1983. Anomalous origin of both coronary arteries from the pulmonary trunk. Br Heart J, 49(4): 397 - 399.

KEITH J D, 1959. The anomalous origin of the left coronary artery from the pulmonary artery. Br Heart J, 21(2): 149 - 161.

KELLY R A, SMITH T W, 1996. Pharmacological treatment of heart failure// HARDMAN J G, LIMBIRD L E. Goodman and Gilman's the pharmaco-logical basis of therapeutics. 9th ed. New York: McGraw-Hill.

KENAKIN T P, 1981. An in vitro quantitative analysis of the alpha-adrenoceptor partial agonist activity of dobutamine and its relevance to inotropic selectivity. J Pharmacol Exp Ther, 216(2): 210 - 219.

KESLER K A, PENNINGTON D G, NOURI S, et al., 1989. Left subclavian-left coronary artery anastomosis for anomalous origin of the lelt coronary artery: long-term follow-up. J Thorac Cardiovasc Surg, 98(1): 25 - 29.

KILLI A, KULTURSAY H, AKIN M, et al., 1997. Stenting of myocardial bridging. J Invasive Cardiol, 9(8): 529 – 533.

KIRBY M L, GALE T F, STEWART D E, 1983. Neural crest cells contribute to normal aorticopulmonary septation. Science, 220(4601): 1059 – 1061.

KIRKLIN J W, BARRATT-BOYES B G, 1993. Congenital anomalies of the coronary arteries//KIRKLIN J W, BARRATT-BOYES B G. Cardiac surgery. New York: Churchill Livingston.

KISO I, ITOH T, MORISHITA M, et al., 1978. Blood flow and pressure measurements of right coronary artery to left ventricle fistula. Thorax, 33(2): 253 – 256.

KITAMURA S, KAWACHI K, NISHII T, et al., 1992. Internal thoracic artery grafting for congenital coronary malformations. Ann Thorac Surg, 53(3): 513 – 516.

KITTLE C F, DIEHL A M, HEILBRUNN A, 1955. Anomalous left coronary arising from the pulmonary artery: report of a case and surgical consideration. J Pediatr, 47(2): 198 – 206.

KOH E, NAKAGAWA M, HAMAOKA K, et al., 1989. Congenital atresia of the left coronary ostium: diagnosis and surgical treatment. Pediatr Cardiol, 10(3): 159 – 162.

KOHMOTO T, ARGENZIANA M, YAMAMOTO N, et al., 1997. Assessment of transmyocardial perfusion in alligator hearts. Circulation, 95(6): 1585 – 1591.

KRAUSE W, 1865. Uber den ursprung einer akzessorischen A. coronaria aus der A. pulmonalis. Z Rat Med, 24: 225 – 229.

KRONZON I, WINER H E, COHEN M, 1982. Noninvasive diagnosis of left coronary arteriovenous fistula communicating with the right ventricle. Am J Cardiol, 49(7): 1811 – 1813.

KUNG G C, MOORE P, Mcelhinney D B, et al., 2003. Retrograde transcatheter coil embolization of congenital coronary artery fistulas in infants and young children. Pediatric Cardiology, 24(5): 448 – 453.

KURNIK P B, HEYMANN W R, 1989. Coronary artery ectasia associated with hereditary hemorrhagic telangiectasia. Arch Intern Med, 149(10): 2357 – 2359.

LABORDE F, MARCHAN M, LECA F, et al., 1981. Surgical treatment of anomalous origin of the left coronary artery in infancy and childhood. Early and late results in 20 consecutive cases. J Thorac Cardiovasc Surg, 82(3): 423 – 428.

LAKS H, ARDEHALI A, GRANT P W, et al., 1995. Aortic implantation of anomalous left coronary artery. J Thorac Cardiovasc Surg, 109(3): 519 – 523.

LALANI S R, BELMONT J W, 2014. Genetic basis of congenital cardiovascular malformations. European Journal of Medical Genetics, 57(8): 402 – 413.

LANGE R, VOGT M, HÖRER J, et al., 2007. Long-term results of repair of anomalous origin of the left coronary artery from the pulmonary artery. The Annals of Thoracic Surgery, 83(4): 1463 – 1471.

LATSON L A, 2007. Coronary artery fistulas: how to manage them. Catheterization and Cardiovascular Interventions, 70(1): 111 – 118.

LAWSON R, 1992. The comparative anatomy of the circulatory system//WAKE M H. Hyman's comparative vertebrate anatomy. 3rd ed. Chicago: The University of Chicago Press.

LAZAROUS D F, SCHEINOWITZ M, SHOU M, et al. Effects of chronic systemic administration of basic fibroblast growth factor on collateral development in the canine heart. Circulation, 1995, 91(1): 145 – 153.

LEE S S, WU T L, 1972. The role of mural coronary artery in prevention of coronary atherosclerosis. Arch Pathol, 93(1): 32 – 35.

LEITCH A G, CAVES P K, 1975. A case of Marfan's syndrome with absent right coronary artery complicated by aortic dissection and right ventricular infarction. Thorax, 30(3): 352 – 354.

LENOX C C, BRINER J, 1972. Absent proximal coronary arteries associated with pulmonary atresia. Am J Cardiol, 30(6): 666 – 669.

LERBERG D B, OGDEN J A, ZUBERBUHLER J R, et al., 1979. Anomalous origin of the right coronary artery from the pulmonary artery. Ann Thorac Surg, 27 (1): 87 – 94.

LERER P K, EDWARDS W D, 1981. Coronary arterial anatomy in bicuspid aortic valve. Necropsy study of 100 hearts. Br Heart J, 45(2): 142 – 147.

LESAUSKAITE V V, 1988. A sudden death case with myocardial bridge in the left anterior descending artery. Arkh Patol, 50(10): 67.

LETAC B, CAZOR J L, CRIBIER A, et al., 1980. Large multiple coronary artery aneurysm in adult patients: a report on three patients and a review of the literature. Am Heart J, 99(6): 694 – 700.

LE T, LASKEY W K, MCLAUGHIN J, et al., 1997. Utility of magnetic resonance imaging in a patient with anomalous origin of the right coronary artery, acute myocardial infarction and near-sudden cardiac death. Cathet Cardiovasc Diagn, 42 (2): 205 – 207.

LEUNG W H, STADIUS M L, ALDERMAN E L, 1991. Determinants of normal coronary artery dimensions in humans. Circulation, 84(6): 2294 – 2306.

LEVIN D C, FELLOWS K E, ABRAMS H L, 1978. Hemodynamically significant primary anomalies of the coronary arteries. Angiographic aspects Circulation, 58(1): 25 – 34.

LEVITSKY S, VAN DER HORST R L, HASTREITER A R, et al., 1980. Anomalous left coronary artery in the infant: recovery of ventricular function following early direct aortic implantation. J Thorac Cardiovasc Surg, 79(4): 598 – 602.

LEWIS B S, GOTSMAN M S, 1973. Relation between coronary artery size and left ventricular wall mass. Br Heart J, 35(11): 1150 – 1153.

LIANG B T, 1992. Adenosine receptors and cardiovascular function. Trends Cardiovasc Med, 2(3): 100 – 108.

LIBERTHSON R R, 1984. Congenital anomalies of the coronary arteries. Cardiovasc Med, 9: 857.

LIBERTHSON R R, 1996. Sudden death from cardiac causes in children and young adults. N Engl J Med, 334(16): 1039 – 1044.

LIBERTHSON R R, DINSMORE R E, BHARATI S, et al., 1974. Aberrant coronary artery origin from the aorta: diagnosis and clinical significance. Circulation, 50(4): 774 – 779.

LIBERTHSON R R, DINSMORE R E, FALLON J T, 1979. Aberrant coronary artery origin from the aorta. Report of 18 patients, review of literature and delineation of natural history and management. Circulation, 59(4): 748 – 754.

LIBERTHSON R R, GANG D L, CUSTER J, 1983. Sudden death in an infant with aberrant origin of the right coronary artery from the left sinus of Valsalva of the aorta: case report and review of the literature. Pediatr Cardiol, 4(1): 45 – 48.

LIBERTHSON R R, SAGAR K, BERKOBEN J P, et al., 1979. Congenital coronary arteriovenous fistula. Report of 13 patients, review of the literature, and delineation of management. Circulation, 59(5): 849 – 854.

LIM C H, TAN N C, TAN L, et al., 1977. Giant congenital aneurysm of the right coronary artery. Am J Cardiol, 39(5): 751 – 753.

LIPSETT J, BRYARD R W, CARPENTER B F, et al., 1991. Anomalous coronary arter-ies arising from the aorta associated with sudden death in infancy and early childhood. Arch Pathol Lab Med, 115(8): 770 – 773.

LIPSETT J, COHLE S D, BERRY P J, et al., 1994. Anomalous coronary arteries: a multicenter pediatric autopsy study. Pediatr Pathol, 14(2): 287 – 300.

LIPTON M J, BARRY W H, OBREZ I, et al., 1979. Isolated single coronary artery: diagnosis, angiographic classification, and clinical significance. Radiology, 130(1):

39 - 47.

LIVINGSTON D R, MEHTA A C, O'DONOVAN P B, et al., 1986. Angiographic dilemma: bronchopulmonary sequestration versus pseudosequestration: case report. Angiology, 37 (12 Pt 1): 896 - 904.

LOCONTE H, 1990. Cladistic classification of Amniota: a response to Gauthier et al. Cladistics, 6(2): 187 - 190.

LONGENECKER C G, REEMTSMA K, CREECH JR O, 1961. Surgical implications of single coronary artery: a review and two case reports. Am Heart J, 61 (3): 382 - 386.

LO P H, CHANG K C, HUNG J S, et al., 1997. Anomalous origin of left main coronary artery from the noncoronary sinus: an intravascular ultra-sound observation. Cathet Cardiovasc Diagn, 42(4): 430 - 433.

LOVTRUP S, 1985. On the classification of the taxon tetrapoda. Systa Zool, 34(4): 463 - 470.

LYNCH P, 1980. Soldiers, sport and sudden death. Lancet, 1(8180): 1235 - 1237.

MACALPIN R N, 1982. Clinical significance of myocardial bridges. Am Heart J, 104 (3): 648 - 649.

MACALPIN R N, ABBASI A S, GROLLMAN J H, et al, 1973. Human coronary artery size during life. Radiology, 108(3): 567 - 576.

MACHADO C, BHASIN S, SOULEN R L, 1993. Confirmation of anomalous origin of the right coronary artery from the left sinus of Valsalva with magnetic resonance imaging. Chest, 104(4): 1284 - 1286.

MAHONEY L T, SCHIEKEN R M, LAUER R M, 1982. Spontaneous closure of a coronary artery fistula in childhood. Pediatr Cardiol, 2(4): 311 - 312.

MAHON N G, SUGRUE D D, 1997. Treatment of a long segment of symptomatic myocardial bridging with multiple coronary stents. J Invas Cardiol, 9(7): 484 - 487.

MAHOWALD J M, BLIEDEN L C, COE J I, et al., 1986. Ectopic origin of a coronary artery from the aorta. Sudden death in 3 of 23 patients. Chest, 89(5): 668 - 672.

MALUF M A, SMITH M, ABELLAN D M, et al., 1997. Anomalous origin of the right coronary artery from the pulmonary artery in association with a ventricular septal defect. Tex Heart Inst J, 24(3): 226 - 229.

MARIK D, GATELY H L, STRAUSS R, et al., 1995. Anomalous origin of right coronary artery from pulmonary artery. J Cardiac Surg, 10(1): 55 - 58.

MARKIS J E, JOFFE C D, COHN P F, et al., 1976. Clinical significance of coronary arterial ectasia. Am J Cardiol, 37(2): 217 - 222.

MARON B J, LEON M B, SWAIN J A, et al., 1991. Prospective identification by two-dimensional echocardiography of anomalous origin of the left main coronary artery from the right sinus of Valsalva. Am J Cardiol, 68(1): 140 - 142.

MARON B J, ROBERTS W C, MCALLISTER H A, et al., 1980. Sudden death in young athletes. Circulation, 62(2): 218 - 229.

MARON B J, SHIRANI J, POLIAC L C, et al., 1996. Sudden death in young competitive athletes: clinical, demographic, and pathological profiles. JAMA, 276 (3): 199 - 204.

MASERI A, 1995. Ischemic heart disease: a rational basis for clinical practise and clinical research. New York: Churchill Livingston.

MATTERN A L, BAKER W P, MCHALE J J, et al., 1972. Congenital coronary aneurysms with angina pectoris and myocardial infarction treated with saphenous vein bypass graft. Am J Cardiol, 30(8): 906 - 909.

MAYS JR A E, MCHALE P A, GREENFIELD J R, 1981. Transmural myocardial blood flow in a canine model of coronary artery bridging. Circ Res, 49(3): 726 - 732.

MAZZU A, DI TANO G, COGODE R, et al., 1995. Myocardial bridging involving more than one site of the left anterior descending coronary artery: an uncommon cause of acute ischemic syndrome. Cathet Cardiovasc Diagn, 34(4): 329 - 332.

MCCONNELL M V, GANZ P, SELWYN A P, et al., 1995. Identification of anomalous coronary arteries and their anatomic course by magnetic resonance coronary angiography. Circulation, 92(11): 3158 - 3162.

MCLELLAN B A, PELIKAN P C, 1989. Myocardial infarction due to multiple coronary-ventricular fistulas. Cathet Cardiovasc Diagn, 16(4): 247 - 249.

MCNAMARA J J, GROSS R E, 1969. Congenital coronary artery fistula. Surgery, 65(1): 59 - 69.

MENKE D M, JORDAN M D, AUST C H, et al., 1986. Isolated and severe left main coronary atherosclerosis and thrombosis: a complication of acute angle takeoff of the left main coronary artery. Am Heart J, 112(6): 1319 - 1320.

MENKE D M, WALLER B F, PLESS J E, 1985. Hypoplastic coronary arteries and high takeoff position of the right coronary ostium. A fatal combination of congenital coronary artery anomalies in an amateur athlete. Chest, 88(2): 299 - 301.

MEYER B W, STEFANIK G, STILES Q R, et al., 1968. A method of definitive treatment of anomalous origin of the left coronary artery. J Thorac Cardiovasc Surg, 56(1): 104 - 107.

MEYER M H, STEPHENSON JR H E, KETAS T E, et al., 1967. Coronary artery resection for giant aneurysmal enlargement and arteriovenous fistulae. Am Heart J, 74 (5): 603 – 613.

MEYERS D G, MCMANUS B M, MCCALL D, et al., 1984. Single coronary artery with the right coronary artery arising from the first septal perforator. Cathet Cardiovasc Diagn, 10(5): 479 – 484.

MIDELL A I, BERMUDEZ G A, REPLOGLE R, 1977. Surgical closure of left coronary artery-left ventricular fistula: the second case report in the litera-ture and a review of the five previously reported cases of coronary artery fistula terminating in the left ventricle. J Thorac Cardiovasc Surg, 74(2): 199 – 203.

MINTZ G S, ISKANDRIAN A S, BEMIS C E, et al., 1983. Myocardial ischemia in anomalous origin of the right coronary artery from the pulmonary trunk. Am J Cardiol, 51(3): 610 – 612.

MITCHELL J H, MARON B J, EPSTEIN S E, 1985. 16th Bethesda Conference: cardiovascular abnormalities in the athlete: recommendations regarding eligibility for competition: October 3 – 5, 1984. J Am Coll Cardiol, 6(6): 1186 – 1232.

MIYABARA S, SUZUMORI K, UEMURA Y, et al., 1993. Fetal cystic hygroma in sibs: developmental analysis of coexisting cardiovascular malforma-tions relevant to pathogenesis. Birth Defects Original Article Series, 29(1): 303 – 315.

MIYABARA S, SUZUMORI K, WINKING H, et al., 1993. Structural defects of the vascular system in 45, X fetuses: integrated interpretation of the pathogenesis//HIBI I, TAKANO K. Basic and clinical approach to Turner syndrome. New York: Elsevier Science Publishing.

MONTIGNY M, STANLEY P, CHARTRAND C, et al., 1990. Postoperative evaluation after end-to-end subclavian-left coronary artery anastomosis in anomalous left coronary artery. J Thorac Cardiovasc Surg, 100(2): 270 – 273.

MOODIE D S, FYFE D, GILL C C, et al., 1983. Anomalous origin of the coronary artery from the pulmonary artery (Bland-White-Garland syndrome) in adult patients: long-term follow-up after surgery. Am Heart J, 106(2): 381 – 388.

MORALES A R, ROMANELLI R, BOUCKE R J, 1980. The mural left anterior descending coronary artery, strenuous exercise and sudden death. Circulation, 62(2): 230 – 237.

MORALES A R, ROMANELLI R, TATE L G, et al., 1993. Intramural left anterior descending coronary artery: significance of the depth of the muscular tunnels. Hum Pathol, 24(7): 693 – 701.

MORGAN J R, FORKER A D, O'SULLIVAN M J, et al., 1972. Coronary arterial fistulas. Am J Cardiol, 30(4): 432 - 436.

MORIN D, FISCHER A P, SOHL B E, et al., 1982. Iatrogenic myocardial infarction. A possible complication of mitral valve surgery related to anatomical variation of the circumflex coronary artery. Thorac Cardiovasc Surg, 30(3): 176 - 179.

MOSKOWITZ W B, NEWKUMET K M, ALBRECHT G T, et al. Case of steel versus steal: coil embolization of congenital coronary arteriovenous fistula. Am Heart J, 1991, 121 (3 Pt 1): 909 - 911.

MOURATIDIS B, LOMAS F E, MCGILL D, 1995. Thallium-201 myocardial SPECT in myocardial bridging. J Nucl Med, 36(6): 1031 - 1033.

MUKAI H, MINEMAWARI Y, HANAWA N, et al., 1993. Coronary stenosis and steal phenomenon in coronary-pulmonary fistula-assessment with stress thallium tomography after coronary angioplasty and fistulectomy. Jpn Circ J, 57(10): 1021 - 1026.

MUNKATA K, SATA N, SASAKE Y, 1992. Two cases of variant from angina pectoris associated with myocardial bridge: a possible relationship among coronary vasospasm, atherosclerosis and myocardial bridge. Jpn Circ J, 56(12): 1248 - 1252.

MUNOZ-CHAPULI R, MACIAS D, RAMOS C, et al., 1994. Cardiac development in the dogfish (Scyliorhinus canicula): a model for the study of vertebrate cardiogenesis. Cardioscience, 5(4): 245 - 253.

MURPHY D A, ROY D L, SOHAL M, et al., 1978. Anomalous origin of left main coronary artery from anterior sinus of Valsalva with myocardial infarction. J Thorac Cardiovasc Surg, 75(2): 282 - 285.

MURPHY E S, ROSCH J, RAHIMTOOLA S H, 1977. Frequency and significance of coronary arterial dominance in isolated aortic stenosis. Am J Cardiol, 39 (4): 505 - 509.

MUUS C J, MCMANUS B M, 1984. Common origin of right and left coronary arteries from the region of left sinus of Valsalva: association with unexpected intrauterine death. Am Heart J, 107(6): 1285 - 1286.

MUYIDERMANS L L, VAN DEN Heuvel P A, ERNST S M, 1985. Epicardial crossing of coronary arteries: a variation of coronary arterial anatomy. Int J Cardiol, 7(4): 416 - 419.

NADAS A S, GAMBOA R, HUGENHOLTZ P G, 1964. Anomalous left coronary artery originating from the pulmonary artery. Report of two surgically treated cases with a proposal of hemodynamic and therapeutic classifi-cation. Circulation, 29 (2): 167 - 175.

NAKAJIMA K, TAKI J, BUNKO H, et al., 1985. Demonstration of therapeutic effect in a patient with myocardial bridge by exercise-myocardial SPECT imaging. Clin Nucl Med, 10(2): 116 – 117.

NCCHES W H, MATHEWS R A, PARK S C, et al., 1974. Anomalous origin of the left coronary artery from the pulmonary artery. Circulation, 50(3): 582 – 587.

NEHGME R A, DEWAR M L, LUTIN W A, et al., 1992. Anomalous left coronary artery from the main pulmonary trunk: physiologic and clinical importance of its association with persistent ductus arteriosus. Pediatr Cardiol, 13(2): 97 – 99.

NEUFELD H N, LESTER R G, ADAMS P JR, et al., 1961. Congenital communication of a coronary artery with a cardiac chamber or the pulmonary trunk. Circulation, 24: 171 – 179.

NEUFELD H N, SCHNEEWEISS A, 1983. Anomalous origin of the coronary arteries from the pulmonary artery//NEUFELD N H, SCHNEEWEISS A. Coronary artery disease in infants and children. Philadelphia: Lea & Febiger.

NISHIBATAKE M, KIRBY M L, VAN MIEROP L H, 1987. Pathogenesis of persistent truncus arteriosus and dextroposed aorta in the chick embryo after neural crest ablation. Circulation, 75(1): 255 – 264.

NOHARA R, KAMBARA H, MURAKAMI T, et al., 1983. Giant coronary-to-bronchial arterial anastomosis complicated by myocardial infarction. Chest, 84(6): 772 – 774.

OCHSNER J L, MILLS N L, 1984. Surgical management of diseased intracavitary coronary arteries. Ann Thorac Surg, 38(4): 356 – 362.

O'CONNOR W N, STAHR B J, COTTRILL C M, et al., 1988. Ventriculocoronary connections in hypoplastic right heart syndrome: autopsy serial section study of six cases. J Am Coll Cardiol, 11(5): 1061 – 1072.

OGDEN J A, 1969. Anomalous aortic origin: circumflex, anterior descending or man left coronary arteries. Arch Pathol, 88(4): 323 – 328.

OGDEN J A, 1970. Congenital anomalies of the coronary arteries. Am J Cardiol, 25(4): 474 – 479.

OGDEN J A, GOODYER A V, 1970. Patterns of distribution of the single coronary artery. Yale J Biol Med, 43(1): 11 – 21.

OGDEN J A, STANSEL JR H C, 1974. The anatomic variability of coronary artery fistulae termination in the right and left atria. Chest, 65(1): 76 – 81.

OGDER J A, 1968. Congenital variations of the coronary arteries. New Haven: Yale University.

O'KEEFE JR J H, OWEN R M, BOVE A A, 1987. Influence of left ventricular mass on coronary artery cross-sectional area. Am J Cardiol, 59(15): 1395 - 1397.

OKITA Y, MIKI S, KUSUHARA K, et al., 1992. Aneurysm of coronary arteriovenous fistula presenting as a calcified mediastinal mass. Ann Thoracic Surg, 54 (4): 771 - 773.

OKUYAMA M, KUBOTA I, MIURA T, et al., 1995. Anomalous origin of the right coronary artery from the left ventricle in an adult. Jpn Heart J, 36(1): 115 - 118.

O'MALLEY C D, SAUNDERS J B, 1982. Leonardo da Vinci on the human body. New York: Greenwich House.

ONOUCHI Z, SHIMAZU S, KIYOSAWA N, et al., 1982. Aneurysms of the coronary arteries in Kawasaki disease. Circulation, 66(1): 6 - 13.

OSHIRO H, SHIMABUKURO M, NAKADA Y, et al., 1990. Multiple coronary LV fistulas: demonstration of coronary steal phenomenon by stress thallium scintigraphy and exercise hemodynamics. Am Heart J, 120(1): 217 - 219.

OSTER M E, RIEHLE-COLARUSSO T, CORREA A, 2010. An update on cardiovascular malformations in congenital rubella syndrome. Birth Defects Research Part A: Clinical and Molecular Teratology, 88(1): 1 - 8.

OTT D A, COOLEY D A, PINSKY W W, et al., 1978. Anomalous origin of circumflex coronary artery from right pulmonary artery: report of a rare anomaly. J Thorac Cardiovasc Surg, 76(2): 190 - 194.

PAGE JR H L, ENGEL H J, CAMPBELL W B, et al., 1974. Anomalous origin of the left circumflex coronary artery: recognition, angiographic demonstration and clinical significance. Circulation, 50(4): 768 - 773.

PALOMO A R, SCHRAGER B R, CHAHINE R A, 1984. Anomalous separate origin of the septal perforator coronary artery from the left sinus of Valsalva. Cathet Cardiovasc Diagn, 10(4): 385 - 388.

PALOMO A R, SCHRAGER B R, CHAHINE R A, 1985. Anomalous origin of the right coronary artery from the ascending aorta high above the left posterior sinus of Valsalva of a bicuspid aortic valve. Am Heart J, 109(4): 902 - 904.

PARASHARA D K, LEDLEY G S, KOTLER M N, et al., 1993. The combined presence of myocardial bridging and fixed coronary artery stenosis. Am Heart J, 125 (4): 1170 - 1172.

PARSONNET V, 1985. Intracavitary coronary arteries. Ann Thorac Surg, 40(2): 206.

PATTERSON F K, 1982. Sudden death in a young adult with anomalous origin of the posterior circumflex artery. South Med J, 75(6): 748 - 749.

PAULIN S J, 1995. Ectopic origin of the right coronary artery: anterior or posterior-that is the question. Cathet Cardiovasc Diagn, 36(4): 379.

PAUL J F, ROHNEAN A, ELFASSY E, et al., 2011. Radiation dose for thoracic and coronary step-and-shoot CT using a 128 - slice dual-source machine in infants and small children with congenital heart disease. Pediatric Radiology, 41(2): 244 - 249.

PAUL R N, ROBBINS S G, 1955. Surgical treatment proposed for either endocardial fibroelastosis or anomalous left coronary artery. Pediatrics, 16(2): 147 - 165.

PAULSEN S, VETNER M, HAGERUP L M, 1975. Relationship between heart weight and the cross-sectional area of the coronary ostia. Acta Pathol Microbiol Scand A, 83 (5): 429 - 432.

PERLOFF J K, 1994. Congenital anomalies of the coronary circulation//PERLOFF J K. The clinical recognition of congenital heart disease. 4th ed. Philadelphia: WB Saunders company.

PERRY S B, ROME J, KEANE J F, et al., 1992. Transcatheter closure of coronary artery fistulas. J Am Coll Cardiol, 20(1): 205 - 209.

PHILLIPS D A, BERMAN J, 1984. A variation in the origin of the posterior descending coronary artery. Cardiovasc Intervent Radiol, 7(2): 75 - 77.

PICHARD A D, CASANEGRA P, MARCHANT E, et al., 1981. Abnormal regional myo-cardial flow in myocardial bridging of the left anterior descending coronary artery. Am J Cardiol, 47(4): 978 - 982.

PIECHAUD J F, SHALABY L, KACHANER J, et al., 1987. Pulmonary artery "stop-flow" angiography to visualize the anomalous origin of the left coro-nary artery from the pulmonary artery in infants. Pediatr Cardiol, 8(1): 11 - 15.

POELMANN R E, GITTENBERGER-DE GROOT A C, METINK M M, et al., 1993. Development of the cardiac vascular endothelium studied with anti-endothelial antibodies in chicken-quail chimeras. Circ Res, 73(3): 559 - 568.

POLACEK P, KRALOVE H, 1961. Relation of myocardial bridges and loops on the coronary arteries to coronary occlusions. Am Heart J, 61(1): 44 - 52.

PORTSMANN W, IWIG J, 1960. Die intramurale Koronaroarterie im Angiogramm. Fortschr Roentenstr, 92(1): 129 - 133.

POST J C, VAN ROSSUM A C, BRONZWAER J G, et al., 1995. Magnetic resonance angiography of anomalous coronary arteries. A new gold standard for delineating the proximal course? Circulation, 92(11): 3163 - 3171.

PROBST P, PACHINGER O, KOLLER H, et al., 1976. Origin of anterior descending branch of left coronary artery from pulmonary trunk. Br Heart J, 38(5): 523 - 525.

QUESADA R, MADRIZ L F, 1986. Vascularizacion coronaria de la tortuga marina

（Chelonia mydas）. Rev Biol Trop, 34（2）: 253 – 258.

RAHT S, HAR-ZAHAV Y, BATTLER A, et al., 1986. Frequency and clinical signifi-cance of anomalous origin of septal perforator coronary artery. Am J Cardiol, 58（7）: 657 – 658.

RAJFER S I, OETGEN W J, WEEKS JR K D, et al., 1982. Thallium-201 scintigraphy after surgical repair of hemodynamically significant primary coronary artery anomalies. Chest, 81（6）: 687 – 692.

RANNIGER K, THILENIUS O G, CASSELS D E, 1967. Angiographic diagnosis of an anomalous right coronary artery arising from the pulmonary artery. Radiology, 88（1）: 29 – 31.

REDDY K, MOHINDER G, HAMBY R I, 1974. Multiple coronary arteriosystemic fistulas. Am J Cardiol, 33（2）: 304 – 306.

REIDY J F, ANJOS R T, QURESHI S A, et al., 1991. Transcatheter embolization in the treatment of coronary artery fistula. J Am Coll Cardiol, 18（1）: 187 – 192.

REIDY J F, SOWTON E, ROSS D N, 1983. Transcatheter occlusion of coronary to bronchial anastomosis by detachable balloon combined with coronary angioplasty at same procedure. Br Heart J, 49（3）: 284 – 287.

REIDY J F, TYNAN M J, QUERESHI S, 1990. Embolization of a complex coronary arteriovenous fistula in a 6 year old child: the need for specialized embolization techniques. Br Heart J, 63（4）: 246 – 248.

REIG J, RUIZ DE MIGUEL C, MORAGAS A, 1990. Morphometric analysis of myocardial bridges in children with ventricular hypertrophy. Pediatr Cardiol, 11（4）: 186 – 190.

REIN A J, COLAN S D, PARNESS I A, et al., 1987. Regional and global left ventricular function in infants with anomalous origin of the left coronary artery from the pulmonary trunk: preoperative and postoperative assessment. Circulation, 75（1）: 115 – 123.

REIS R L, COHEN L S, MASON D T, 1969. Direct measurement of instantaneous coronary blood flow after total correction of anomalous left coronary artery. Circulation, 39（5 Suppl 1）: 229 – 234.

RINALDI R G, CARBALLIDO J, GILES R, et al., 1994. Right coronary artery with anomalous origin and slit ostium. Ann Thorac Surg, 58（3）: 829 – 832.

RITTENHOUSE E A, DOTY D B, EHRENHAFT J L, 1975. Congenital coronary-car-diac chamber fistula: review of operative management. Ann Thorac Surg, 20（4）: 468 – 485.

RIVITZ S M, YASUDA T, 1992. Predictive value of dipyridamole thallium imaging in a patient with myocardial bridging but without fixed obstructive coronary artery disease. J Nucl Med, 33(10): 1905 – 1913.

ROBERTS J T, LOUBE S D, 1947. Congenital single coronary artery in man. Am Heart J, 34(2): 188 – 208.

ROBERTS W C, 1986. Major anomalies of coronary arterial origin seen in adult-hood. Am Heart J, 111(5): 941 – 963.

ROBERTS W C, GLICK B N, 1992. Congenital hypoplasia of both right and left circumflex coronary arteries. Am J Cardiol, 70(1): 121 – 123.

ROBERTS W C, KRAGEL A H, 1988. Anomalous origin of either the right or left main coronary artery from the aorta without coursing of the anomalistically arising artery between aorta and pulmonary trunk. Am J Cardiol, 62(17): 1263 – 1267.

ROBERTS W C, MORROW A G, 1969. Compression of anomalous left circumflex coronary arteries by prosthetic valve fixation rings. J Thorac Cardiovasc Surg, 57(6): 834 – 838.

ROBERTS W C, SHIRANI J, 1992. The four subtypes of anomalous origin of the left main coronary artery from the right aortic sinus (or from the right coronary artery). Am J Cardiol, 70(1): 119 – 121.

ROBERTS W C, SIEGEL R J, ZIPES D P, 1982. Origin of the right coronary artery from the left sinus of Valsalva and its functional consequences: analysis of 10 necropsy patients. Am J Cardiol, 49(4): 863 – 868.

ROBERTS W C, SILVER M A, SAPALA J C, 1986. Intussusception of a coronary artery associated with sudden death in a college football player. Am J Cardiol, 57 (1): 179 – 180.

ROBERTS W C, WALLER B F, ROBERTS C S, 1982. Fatal atherosclerotic narrowing of the right main coronary artery: origin of the left anterior descending or left circumflex coronary artery from the right (the true "left-main equivalent"). Am Heart J, 104(3): 638 – 641.

ROBICSEK F, 1984. Origin of the left anterior descending coronary artery from the left mammary artery. Am Heart J, 108(5): 1377 – 1378.

ROBICSEK F, SANGER P W, DAUGHERTY H K, et al., 1967. Origin of the anterior interventricular (descending) coronary artery and vein from the left mammary vessels. A previously unknown anomaly of the coronary system. J Thorac Cardiovasc Surg, 53 (4): 602 – 604.

ROBINSON P J, SULLIVAN I D, KUMPENG V, et al., 1984. Anomalous origin of the left coronary artery from the pulmonary trunk: potential for false negative diagnosis with cross sectional echocardiography. Br Heart J, 52(3): 272 - 277.

RODGERS D M, WOLF N M, BARRETT M J, et al., 1982. Two-dimensional echocardiographic features of coronary arteriovenous fistulae. Am Heart J, 104 (4 Pt 1): 872 - 874.

ROSE A G, 1978. Multiple coronary arterioventricular fistulae. Circulation, 58(1): 178 - 180.

ROUGHNEEN P T, BHATTACHARJEE M, MORRIS P T, et al., 1994. Spontaneous thrombosis in a coronary artery fistula with aneurysmal dilatation of the sinus of Valsalva. Ann Thorac Surg, 57(1): 232 - 234.

ROWE L, CARMODY T J, ASKENAZI J, 1993. Anomalous origin of the left circumflex coronary artery from the right aortic sinus: a familial clustering. Cathet Cardiovasc Diagn, 29(4): 277 - 278.

ROYNARD J L, CATTAN S, ARTIGOU J Y, et al., 1994. Anomalous course of the left anterior descending coronary artery between the aorta and pulmonary trunk: a rare cause of myocardial ischemia at rest. Br Heart J, 72(4): 397 - 399.

ROZENMAN Y, SCHECHTER D, GILON D, et al., 1993. Anomalous origin of the circumflex coronary artery from the right sinus of Valsalva as a cause of ischemia at old age. Clin Cardiol, 16(12): 900 - 901.

RUDOLPH A M, 2010. Congenital cardiovascular malformations and the fetal circulation. Archives of Disease in Childhood-Fetal and Neonatal Edition, 95(2): F132 - F136.

RUIZ C E, LAU F Y, 1991. Congenital atresia of left main coronary artery: proposed mechanism for severe disabling angina in a patient with non-atherosclerotic single right coronary artery. A case report. Cathet Cardiovasc Diagn, 23(3): 190 - 193.

RUSZKIEWICZ A, OPESKIN K, 1993. Sudden death in pregnancy from congenital malformation of the coronary arteries. Pathology, 25(3): 236 - 239.

SABISTON JR D C, NEILL C A, TAUSSIG H B, 1960. Direction of blood flow in anomalous left coronary artery arising from the pulmonary artery. Circulation, 22(4): 591 - 597.

SABISTON JR D C, PELARGONIO S, TAUSSIG H B, 1960. Myocardial infarction in infancy: the surgical management of a complication of congenital origin of the left coronary artery from the pulmonary artery. J Thorac Cardiovasc Surg, 40: 321 - 336.

SACKS J H, LONDE S P, ROSENBLUTH A, et al., 1977. Left main coronary bypass for aberrant (aortic) intramural left coronary artery. J Thorac Cardovasc Surg, 73

(5): 733 – 737.

SAGKAN O, ORNEK E, YESILDAG O, 1994. Left circumflex coronary artery arising as a terminal extension of right coronary artery. A case report. Angiology, 45(5): 405 – 408.

SAHIN T, BOZYEL S, ACAR E, et al., 2012. A young patient with coronary artery anomaly, whose left anterior descending artery originated from the pulmonary artery, underwent cardiac arrest: case report-online article. Cardiovascular Journal of Africa, 23(8): 15 – 18.

SAID S A, BUCX J J, VAN DE WEEL F A, 1992. Stress MIBI scintigraphy in multiple coronary-pulmonary fistula: failure to demonstrate "steal" phenomenon. Int J Cardiol, 35(2): 270 – 272.

SAID S A, EL GAMAL M I, VAN DER WERF T, 1997. Coronary arteriovenous fistulas: collective review and management of six new cases-changing etiology, presentation and treatment strategy. Clin Cardiol, 20(9): 748 – 752.

SAID S M, BURKHART H M, SCHAFF H V, et al., 2013. Late outcome of repair of congenital coronary artery fistulas: a word of caution. The Journal of Thoracic and Cardiovascular Surgery, 145(2): 455 – 460.

SAJI T, YAMAMOTO K, HASHIGUCHI R, et al., 1985. Hypoplastic left coronary artery in association with occlusive thickening of a coronary arterywith ectopic ostium and with atresia of the left coronary ostium. Jpn Heart J, 26(4): 603 – 612.

SANER H E, SANER B D, DYKOSKI R K, et al., 1984. Origin of anterior descending coronary artery from the first septal perforator. Cathet Cardiovasc Diagn, 10(5): 479 – 484.

SANS-COMA V, ARQUÉ J M, DURÁN A C, et al., 1988. Origin of the left main coronary artery from the pulmonary trunk in the Syrian hamster. Am J Cardiol, 62(1): 159 – 161.

SANS-COMA V, ARQUÉ J M, DURÁN A C, et al., 1989. Anomalous origin of the coronary arteries in mammals. Zool Anz, 223: 254 – 264.

SANS-COMA V, ARQUÉ J M, DURÁN A C, et al., 1991. Coronary artery anomalies and bicuspid aortic valves in the Syrian hamster. Basic Res Cardiol, 86(2): 148 – 153.

SANS-COMA V, ARQUÉ J M, DURÁN A C, et al., 1993. The coronary arteries of the Syrian hamster, Mesocricetus auratus (Waterhouse, 1839). Ann Anat, 175(1): 53 – 57.

SANS-COMA V, FERNÁNDEZ B, DURÁN A C, et al., 1996. Fusion of valve cushions as a key factor in the formation of congenital bicuspid aortic valves in Syrian hamsters. Anat Rec, 244(4): 490 – 498.

SASSON Z, GRANDE P, LORETT I, et al., 1996. Proximal narrowing of anomalous right coronary artery from the left coronary sinus: delineation by Omniplane transesophageal echocardiogram. Can J Cardiol, 12(5): 529 – 531.

SAVIC B, BIRTEL F J, THOLEN W, et al., 1979. Lung sequestration: report of seven cases and review of 540 published cases. Thorax, 34(1): 96 – 101.

SCHANG S J, PEPINE C J, BEMILLER C R, 1975. Anomalous coronary origin and bicuspid aortic valve. Vasc Surg, 9(2): 67 – 72.

SCHAPER W, SCHAPER J, 1993. Collateral circulation. Norwell: Kluwer Academic Publishers.

SCHLANT R C, BLOMQVIST C G, BRANDENBURG R O, et al., 1986. Guidelines for exercise testing: a report of the Joint American College of Cardiology/American Heart Association Task Force on Assessment of Cardiovas-cular Procedures (Subcommittee on Exercise Testing). Circulation, 74(3): 653A – 667A.

SCHLESINGER M J, ZOLL P M, WESSLER S, 1949. The conus artery: a third coronary artery. Am Heart J, 38(6): 823 – 836.

SCHMITT R, FROEHNER S, BRUNN J, et al., 2005. Congenital anomalies of the coronary arteries: imaging with contrast-enhanced, multidetector computed tomography. European radiology, 15(6): 1110 – 1121.

SCHOLZ D G, LYNCH J A, WILLERSCHEIDT A B, et al., 1980. Coronary arterial dominance associated with congenital aortic valve. Arch Pathol Lab Med, 104(8): 417 – 418.

SHI H, ASCHOFF A J, BRAMBS H J, et al., 2004. Multislice CT imaging of anomalous coronary arteries. European Radiology, 14(12): 2172 – 2181.

SHRIKI J E, SHINBANE J S, RASHID M A, et al., 2012. Identifying, characterizing, and classifying congenital anomalies of the coronary arteries. Radiographics, 32(2): 453 – 468.

SILVERMAN K J, BULKLEY B H, HUTCHINS G M, 1978. Anomalous left circumflex coronary artery: "normal" variant of uncertain clinical and pathologic significance. Am J Cardiol, 41(7): 1311 – 1314.

SILVERMAN M E, WHITE C S, ZISKIND A A, 1994. Pulmonary sequestration re-ceiving arterial supply from the left circumflex coronary artery. Chest, 106(3): 948 – 949.

SING S P, SOTO B, NATH H, 1994. Anomalous origin of posterior descending artery with unusual intraseptal course. J Thorac Imaging, 9(4): 255 - 257.

SKIMMING J W, GESSNER I H, VICTORICA B E, et al., 1995. Percutaneous trans-catheter occlusion of coronary artery fistula using detachable balloons. Pediatr Cardiol, 16(1): 38 - 41.

SKIMMING J W, WALLS J T, 1993. Congenital coronary artery fistula suggesting a "steal phenomenon" in a neonate. Pediatr Cardiol, 14(3): 174 - 175.

SONES JR F M, SHIREY E K, 1962. Cine coronary arteriography. Mod Conc Cardiovasc Dis, 31: 735 - 738.

SORRELL V L, DAVIS M J, BOVE A A, 1998. Current knowledge and significance of coronary artery ectasia: a chronologic review of the literature, recommendations for treatment, possible etiologies, and future considerations. Clin Cardiol, 21 (3): 157 - 160.

SPAEDY T J, WILENSKY R L, 1994. Coronary artery fistulas: clinical implications. ACC Curr J Rev, 3: 24 - 29.

SPINDOLA F H, GROSE R, SOLOMON N, 1983. Dual left anterior descending coronary artery: angiographic description of important variants and surgical implications. Am Heart J, 105(3): 445 - 455.

SPRING D A, THOMSEN J H, 1973. Severe atherosclerosis in the "single coronary artery". Report of a previously undescribed pattern. Am J Cardiol, 31 (5): 662 - 665.

STABLES R H, KNIGHT C J, NEILL J G, et al., 1995. Coronary stenting in the management of myocardial ischaemia caused by muscle bridging. Br Heart J, 74 (1): 90 - 92.

STAUFFER J C, SIGWART U, VOGT P, et al., 1991. Transluminal angioplasty of a single coronary artery. Am Heart J, 122(2): 569 - 571.

STEINBERG I, HOLSWADE G R, 1972. Coronary arteriovenous fistula. AJR, 116 (1): 82 - 90.

STEIN P D, MARZILLI M, SABBAH H N, et al., 1980. Systolic and diastolic pressure gradients within the left ventricular wall. Am J Physiol, 238(5): 625 - 630.

STEPHENSON L W, EDMUNDS JR L H, FRIEDMAN S, et al., 1981. Subclavian-left coronary artery anastomosis (Meyer operation) for anomalous origin of the left coronary artery from the pulmonary artery. Circulation, 64(2 Pt 2): II130 - 133.

STJOHN SUTTON M G, MILLER G A, KERR I H, et al., 1980. Coronary steal via large coronary artery to bronchial artery anastomosis successfully treated by operation. Br Heart J, 44(4): 460 - 463.

STRUNK B L, HIESHIMA G B, SHAFTON E P, 1991. Treatment of congenital coronary arteriovenous malformations with micro-particle embolization. Cathct Cardiovasc Diagn, 22(2): 133 - 136.

SUMIDA H, AKIMOTO N, NAKAMURA H, 1989. Distribution of the neural crest ells in the heart of birds: a three dimensional analysis. Anat Embryol, 180(1): 29 - 35.

SUNDAR A S, FOX K A, 1992. Anomalous origin of the right coronary artery from the pulmonary artery in association with congenital aneurysm of the sinus of Valsalva: angiographic diagnosis of a rare association. Br Heart J, 68(3): 330 - 332.

SUZUKI A, KAMIYA T, JUWAHARA N, et al., 1986. Coronary arterial lesions of Kawasaki disease: cardiac catheterization findings of 1100 cases. Pediatr Cardiol, 7(1): 3 - 9.

SWANTON R H, THOMAS M L, COLTART D J, et al., 1978. Coronary artery ectasia: a variant of occlusive coronary arteriosclerosis. Br Heart J, 40 (4): 393 - 400.

SWAYE P S, FISHER L D, LITWIN P, et al., 1983. Aneurysmal coronary artery disease. Circulation, 67(1): 134 - 138.

TABER R E, GALE H H, LAM C R, 1967. Coronary artery-right heart fistulas. J Thorac Cardiovasc Surg, 53(1): 84 - 92.

TAKAHASI M, SEKIGUCHI H, FUJIKAWA H, et al., 1994. Multicystic aneurysmal dilatation of bilateral coronary artery fistula. Cathet Cardiovasc Diagn, 31 (4): 290 - 292.

TAKAMURA K, OKISHIMA T, OHDO S, et al., 1990. Association of cephalic neural crest cells with cardiovascular development, particularly that of the semilunar valves. Anat Embryol, 182(3): 263 - 272.

TAKEUCHI S, IMAMURA H, KATSUMOTO K, et al., 1979. New surgical method for repair of anomalous left coronary artery from pulmonary artery. J Thorac Cardiovasc Surg, 78(1): 7 - 11.

TAYLOR A J, BYERS J P, CHEITLIN M D, et al., 1997. Anomalous right or left coronary artery from the contralateral coronary sinus: "high-risk?" abnormalities in the initial coronary artery course and heterogeneous clinical outcomes. Am Heart J, 133(4): 428 - 435.

TAYLOR A J, FARB A, FERGUSON M, et al., 1997. Myocardial infarction associated with physical exertion in a young man. Circulation, 96(9): 3201 - 3204.

TAYLOR A J, ROGAN K M, VIRMANI R, 1992. Sudden cardiac death associated with isolated congenital coronary artery anomalies. J Am Coll Cardiol, 20(3): 640 - 647.

TENO L A, SANTOS J L, BESTETTI R B, et al., 1993. Congenital circumflex coronary artery fistula with drainage into the left ventricle. Tex Heart Inst J, 20(4): 304-306.

THOMPSON P D, STERN M P, WILLIAMS P, et al., 1979. Death during jogging or running: a study of 18 cases. JAMA, 242(12): 1265-1267.

TINGELSTAD J B, LOWER R R, ELDREDGE W J, et al., 1972. Anomalous origin of the right coronary artery from the main pulmonary artery. Am J Car-diol, 30(6): 670-673.

TIO R A, VAN GELDER I C, BOONSTRA P W, et al. Myocardial bridging in a survivor of sudden cardiac near-death: role of intracoronary Doppler flow measurements and angiography during dobutamine stress in the clinical evaluation. Heart, 1997, 77(3): 280-282.

TKEBUCNAVA T, VON SEGESSER L K, VOGT P R, et al., 1996. Congenital coronary fistulas in children and adults: diagnosis, surgical technique and results. J Cardiovasc Surg, 37(1): 29-34.

TOKAHASHI M, TURIE P, 1992. Abnormalities and diseases of the coronary vessels// ADAMS F H, EMMONOUILIDES G C, REINERSCHENERDER T A. Moss' heart diseases in infants, children and adolescents. Balti-more: Williams & Wilkins.

TOKUYASU K T, 1985. Development of myocardial circulation// FERRANS V J, ROSENQUIST G, WEINSTEIN C. Cardiac morphogenesis. Amsterdam: Elsevier.

TOMANEK R J, 1996. Formation of the coronary vasculature: a brief review. Cardiovasc Res, 31: E46-E51.

UPSHAW C B, 1962. Congenital coronary arteriovenous fistula: report of a case with an analysis of 73 reported cases. Am Heart J, 63(3): 399-404.

URRUTIA-S C O, FALASCHI G, OTT D A, et al., 1983. Surgical management of 56 patients with congenital coronary artery fistulas. Ann Thorac Surg, 35(3): 300-307.

VALENTE A M, LOCK J E, GAUVREAU K, et al., 2010. Predictors of long-term adverse outcomes in patients with congenital coronary artery fistulae. Circulation Cardiovascular Interventions, 3(2): 134-139.

VAN CAMP S P, BLOOR C M, MUELLER F O, et al., 1995. Nontraumatic sports death in high school and college athletes. Med Sci Sports Exerc, 27(5): 641-647.

VANDERBOSSCHE J L, FELICE H, GRIVEGNEE A, et al., 1988. Noninvasive imaging of left coronary arteriovenous fistula. Chest, 93(4): 885-887.

VAN DER HAUWAERT L G, DUMOULIN M, MOERMAN P. Congenital atresia of the left coronary ostium. Br Heart J, 1982, 48(3): 298-300.

VAN MIEROP L H, KUTSCHE L M, 1986. Cardiovascular anomalies in DiGeorge syndrome and importance of neural crest as possible pathogenetic factor. Am J Cardiol, 58(1): 133–137.

VASAN R S, BAHL V K, RAJANI M, 1989. Myocardial infarction associated with a myocardial bridge. Int J Cardiol, 25(2): 240–241.

VAVURANAKIS M, BUSH C A, BOUDOULAS H, 1995. Coronary artery fistulas in adults: incidence, angiographic characteristics, natural history. Cathet Cardiovasc Diagn, 35(2): 116–120.

VELICAN D, PETRESCU C, VELICAN C, 1981. The branching anatomical pattern of the coronary arteries as a risk factor for coronary heart disease. Med Interne, 19(2): 173–183.

VIEWEG W V, ALPERT J S, HAGAN A D, 1976. Caliber and distribution of nor-mal coronary arterial anatomy. Cathet Cardiovasc Diagn, 2(3): 269–280.

VILLA A D, SAMMUT E, NAIR A, et al., 2016. Coronary artery anomalies overview: the normal and the abnormal. World Journal of Radiology, 8(6): 537–555.

VILLELA O F, NAVARRO S A G, 1993. Clasificacion Actual de los Amniota. Ciencias, 7: 63.

VIRMANI R, CHUN P K, GOLSTEIN R E, et al., 1984. Acute takeoffs of the coronary arteries along the aortic wall and congenital coronary ostial valve-like ridges: association with sudden death. J Am Coll Cardiol, 3(3): 766–771.

VIRMANI R, CHUN P K, ROGAN K et al., 1989. Anomalous origin of four coronary ostia from the right sinus of Valsalva. Am J Cardicl, 63(11): 760–761.

VIRMANI R, ROBINOWITZ M, MCALLISTER JR H A, 1982. Nontraumatic death in joggers: a series of 30 patients at autopsy. Am J Med, 72(6): 874–882.

VIRMANI R, ROGAN K, CHEITLIN M D, 1989. Congenital cororary artery anomalies: pathologic aspects//VIRMANI R, FORMAN M B. Nonatherosclerotic ischemic heart disease. New York: Raven Press.

VITARELLI A, DE CURTIS G, CONDE Y, et al., 2002. Assessment of congenital coronary artery fistulas by transesophageal color Doppler echocardiography. The American Journal of Medicine, 113(2): 127–133.

VLIEGEN H W, DOORNBOS J, DE ROOS A, et al., 1997. Value of fast gradient echo magnetic resonance angiography as an adjunct to coronary arteriography in detecting and confirming the course of clinically signifi-cant coronary artery anomalies. Am J Cardiol, 79(6): 773–776.

VLODAVER Z, NEUFELD H N, EDWARDS J E, 1972. Pathology of coronary disease.

Semin Roentgenol, 7(4): 376 - 394.

VLODAVER Z, NEUFIELD H, EDWARDS J E, 1975. Coronary arterial variations in the normal heart and in congenital heart disease. New York: Academic Press.

VOGELBACH K H, EDMISTON W A, STENSON R E, 1979. Coronary artery-left ventri-cle communications: a report of two cases and review of the literature. Cathet Cardiovasc Diagn, 5(2): 159 - 167.

VOGT P R, TKEBUCHAVA T, ARBENZ U, et al., 1994. Anomalous origin of the right coronary artery from the pulmonary artery. Thorac Cardiovasc Surgeon, 42(2): 125 - 127.

VOLLEBERGH F E, BECKER A E, 1977. Minor congenital variations of cusp size in tricuspid aortic valves. Possible link with isolated aortic stenosis. Br Heart J, 39(9): 1006 - 1011.

VOSS H, KUPPER W, HANRATH P, et al., 1980. Clinical correlations, lactate extraction, coronary venous blood flow and thallium-201 myocardial imaging in patients with isolated left anterior descending muscle bridges: normal variant or obstruction? Z Kardiol, 69(5): 347 - 352.

VOUDRIS V, SALACHAS A, SAOUNOTSOU M, et al., 1993. Double left anterior descending artery originating from the left and right coronary artery: a rare coronary artery anomaly. Cathet Cardiovasc Diagn, 30(1): 45 - 47.

VUTHOORI S, WAISSER E, ANGELINI P, 1980. Triple origin of left coronary arteries from right coronary artery: unusual case of single coronary artery. Clin Cardiol, 3(1): 67 - 69.

WALDO K, KIRBY M L, 1998. Development of the great arteries//DE LA CRUZ M V, MARKWALD R R. Living morphogenesis of the heart. Boston: Birkhauser Publishing.

WALDO K L, KIRBY M L, 1993. Cardiac neural crest contribution to the pulmonary artery and sixth aortic arch artery complex in chick embryos aged 6 to 18 days. Anat Rec, 237(3): 385 - 399.

WALDO K L, KUMISKI D H, KIRBY M L, 1994. Association of the cardiac neural crest with the development of the coronary arteries in the chick embryo. Anat Rec, 239(3): 315 - 331.

WALDO K L, WILLNER W, KIRBY M L, 1990. Origin of the proximal coronary artery system and review of ventricular vascularization in the chick embryo. Am J Anat, 188 (2): 109 - 120.

WALD S, STONECIPHER K, BALDWIN B J, et al., 1971. Anomalous origin of the right coronary artery from the pulmonary artery. Am J Cardiol, 27(6): 677 – 681.

WALLER B F, 1983. Five coronary ostia: duplicate left anterior descending and right conus coronary arteries. Am J Cardiol, 51(9): 1562.

WALLER B F, ROBERTS W C, 1980. Sudden death while running in conditioned runners aged 40 years or over. Am J Cardiol, 45(6): 1292 – 1300.

WANG A, PULSIPHER M W, JAGGERS J, et al., 1997. Simultaneous biplane coronary and pulmonary arteriography: a novel technique for defining the course of an anomalous left main coronary artery originating from the right sinus of Valsalva. Cathet Cardiovasc Diagn, 42(1): 73 – 78.

WARREN S E, ALPERT J S, VIEWEG W V, et al., 1977. Normal single coronary artery and myocardial infarction. Chest, 72(4): 540 – 543.

WEARN J T, METTIER S R, KLUMPP T G, et al., 1933. The nature of the vascular communications between the coronary arteries and the chambers of the heart. Am Heart J, 9(2): 143 – 146.

WEINBERGER I, ROTENBERG Z, FUCHS J, et al., 1987. Myocardial infarction in young adults under 30 years: risk factors and clinical course. Clin Cardiol, 10(1): 9 – 15.

WENGER N K, PEACE R J, 1961. Rudimentary left coronary artery. Am J Cardiol, 8: 519 – 520.

WESSELHOEFT H, FAWCETT J S, JOHNSON A L, 1968. Anomalous origin of the left coronary artery from the pulmonary trunk: its clinical spectrum, pathology, and pathophysiology, based on a review of 140 cases with seven further cases. Circulation, 38(2): 403 – 425.

WILDE P, WATT I, 1980. Congenital coronary artery fistulae: six new cases with a collective review. Clin Radiol, 31(3): 301 – 311.

WITHERS P C, 1992. Circulation: chordate circulatory system//WITHERS P C. Comparative animal physiology. Philadelphia: Saunders.

WREN C, REINHARDT Z, KHAWAJA K, 2008. Twenty-year trends in diagnosis of life-threatening neonatal cardiovascular malformations. Archives of Disease in Childhood-Fetal and Neonatal Edition, 93(1): F33 – F35.

YALINIZ H, TOPÇUOĞLU MŞ, POYRAZOĞLU H, et al., 2013. Surgical treatment of congenital coronary artery-pulmonary artery fistula: a case report. Turk Gogus Kalp Dama, 21(1): 139 – 142.

YU Q, SHEN Y, CHATTERJEE B, et al., 2004. ENU induced mutations causing congenital cardiovascular anomalies. Development, 131(24): 6211 – 6223.

ZEINA A R, BLINDER J, SHARIF D, et al., 2009. Congenital coronary artery anomalies in adults: non-invasive assessment with multidetector CT. The British journal of radiology, 82(975): 254 - 261.